Dr. med. Ulrich Kübler

Risiken und Nebenwirkungen der Pandemiebekämpfung

Copyright: © 2021 Dr. med. Ulrich Kübler
Coverbild: alexlmx (depositphotos.com)

Verlag und Druck:
tredition GmbH
Halenreie 40-44
22359 Hamburg

978-3-347-24044-5 (Paperback)
978-3-347-24045-2 (Hardcover)
978-3-347-24046-9 (e-Book)

Bibliografische Information der Deutschen Nationalbibliothek:
Die Deutsche Nationalbibliothek verzeichnet diese Publikation in der Deutschen Nationalbibliografie; detaillierte bibliografische Daten sind im Internet über http://dnb.d-nb.de abrufbar.

Dieser Text enthält Informationen zu politischen Machenschaften und biotechnologischen Maßnahmen, die beim Leser Angst oder Empörung auslösen können, denn das, was ich hier schreibe, liegt außerhalb der Komfortzone vieler Menschen. Ich schreibe nicht für alle. Ich schreibe für diejenigen, die nach Erklärungen für die Abgründe suchen, die sich derzeit auftun. Ich schreibe für jene, die bereit sind, Prämissen infrage zu stellen.

Ich bin nüchtern: Es ist eine Tragödie, die Tragödie abschaffen zu wollen.

Dr. Ulrich Kübler

Inhalt

Blick in den Abgrund

Muss das sein?

In einer Zeit der Krise, in der viele Menschen von Angst und Ohnmacht geplagt werden, ihre Existenz verlieren oder gar Menschenwürde, muss gefragt werden: *Ist alles so, weil es so sein muss?* Ist es das Resultat der Aufklärung und des technologischen Fortschrittes oder sind unsere Gesellschaften das Ergebnis von Zufällen des Kampfes diverser Kräfte um Macht und Einfluss im ewigen Wechsel von Krieg und Frieden, Aufstieg, Fortschritt, Dekadenz und Niedergang?

Der geschichtliche Abschnitt, in dem wir gerade stehen, sollte nicht mit unabwendbaren Wahrheiten erklärt werden, sofern wir die Zukunft als offen betrachten. Richtig ist, dass der Homo sapiens sich weiterhin ungebremst durch die zumindest teilweise endlichen Ressourcen frisst. Es gibt daher Menschen, Organisationen und Gruppen, die ich die *Planetenmanager* nenne und die als Trittbrettfahrer von Bioseuchen dem Begräbnis der Aufklärung beiwohnen wollen, durch Umcodierung von Demokratie und Freiheit im Zeitalter der digitalen Codierbarkeit praktisch aller Lebensvorgänge. Sie sehen in der Kontrolle und Dezimierung des Bevölkerungswachstums eine Möglichkeit, noch reicher und mächtiger zu werden und die Welt *zu retten.* Dabei verhängen Sie gelegentlich den Ausnahmezustand[1], um sich und uns den Weg zu einem supranationalen digitalen Staat mit digitalem Zentralbankgeld zu erleichtern.

Vor dem verordneten *Begräbnis der Aufklärung* möchte ich daher im Folgenden einige Überlegungen anstellen. Ich hoffe, dass die meisten meiner Überlegungen und Warnungen falsch sein mögen, denn sonst können wir, wie einst Hannah Arendt sagte, allenfalls darauf hoffen, dass die Freiheit nicht wieder für Gott weiß wie viele Jahrhunderte von dieser Erde verschwindet.

Wertschöpfung findet nicht mehr nur national, sondern auch global statt. Dabei entstehen nicht nur Gleichheiten, vielmehr entsteht bestenfalls eine Gleichheit und Homogenisierung der Ansprüche. In Bezug auf die Fähigkeit, diese Ansprüche zu realisieren, entsteht immer mehr Ungleichheit mit brutalen Auswirkungen, wie die Entwertung der Arbeit, denn in einer Gesellschaft, in der die menschliche Arbeit überflüssig geworden ist, sind auch die Menschen überflüssig. Aber auch die Produkte automatisierter Herstellung benötigen

Konsumenten, evtl. steuerlich finanziert, z. B. über die Mehrwertsteuer (das ist eine Frage des Grundeinkommens).

Hinzu kommen die Auswirkungen des Klimawandels. Es entstehen Konflikte um Ressourcen wie Wasser, dazu kommen Hungersnöte und z. B. Sturmfluten, denn die Wetterextreme nehmen zu.

Dies ist bereits in vielen Ländern die unmittelbare Zukunft, aber wie sieht die fernere Zukunft aus? Werden wenige Oligarchen, darunter Philanthro-Kapitalisten und Software-Ingenieure- ein digitales Lager mit Facility-Management konstruieren? Im Ergebnis gäbe es die kontrollierte Gesellschaft, in der alles messbar, alles kontrollierbar ist und der Einzelne nichts mehr zu verantworten hat: Kontrolle allerorten mit dem Ergebnis der Infantilisierung, der Deprofessionalisierung. Was wird dann die Antwort auf den Kontrollverlust des Einzelnen sein? Dumpfe Verzweiflung? Regelmäßige Einnahme von Drogen?

Die Umstrukturierung der Gesellschaft durch die Digitalisierung hat eine immense Bedeutung, zumal das Tempo der Digitalisierung vom Einzelnen weder verstanden noch beherrscht werden kann. Das gilt auch für weite Teile der Politik. Immer mehr Menschen bleiben in immer weiteren Bereichen im Wettbewerb mit Algorithmen und Robotern nicht nur wirtschaftlich zurück, sondern auch intellektuell. Es entwickelt sich eine *Diktatur der Algorithmen.*

Die Politik lebt teilweise von der Infantilisierung. Namen entsprechender Politiker und Politikerinnen nenne ich nicht, jeder kennt sie, jeder leidet unter ihnen, bewusst oder unbewusst. Sprüche wie *Alles wird gut* oder *Wir schaffen das* gehören zu deren Repertoire. Sie kaschieren mit ihrem infantilisierenden Geschwätz die Krise der Begriffe. Gleichzeitig offenbaren sie dabei ihre Menschenverachtung. Sie demolieren die Demokratie – eine ohnehin träge Maschine, die eher dafür gebaut ist, wie Herfried Münkler bemerkte, Entscheidungen zu verlangsamen.

Im Grunde ist die Gegenwart schon zu Ende, nur die Kulissen stehen noch. Dennoch ist die Welt zu einer Weltrisikogemeinschaft geworden, in der ein Großteil der Bürgerinnen und Bürger die Probleme aber nicht erkennt oder nicht erkennen darf, denn der Bürger wird belogen. Die soziale Marktwirtschaft erlebt gerade unter dem Druck dieser Ereignisse ihren Kollaps. Dieser wird durch extreme Verschuldung protrahiert, was die Falltiefe dieses gescheiterten Systems noch beschleunigt.

Ist es möglich, diese Abwärtsspirale zu durchbrechen und wieder zu einem gemeinsamen *Projekt Zukunft* zu gelangen? Diese sollte unverbesserlich vielfältig bleiben, denn es gibt ja Bestrebungen die Menschen in Lager zu sperren, siehe die Situation der Uiguren oder vieler Chinesen, aber auch zunehmend aller Menschen. Hier sei darauf verwiesen, dass durch die Digitalisierung der Medizin und pandemiepräventive Maßnahmen möglicherweise eine digitale Markierung des Menschen, seiner Lebensprozesse und seiner Handlungen erfolgt. Dieses Problem ist verbunden mit der Hoheit über die Daten, die bisher keiner Lösung zugeführt wurde, sieht man von gesetzgeberischen Versuchen wie der Datenschutzgrundverordnung ab, die eher tragisch lächerlich sind: Manche Probleme haben eben keine Lösung und manche Situationen bleiben tragisch.

In diesem Zusammenhang verweise ich darauf, dass es eine Tragödie ist, die Tragödie abschaffen zu wollen. Diese Ansicht ist jedoch angesichts der Probleme, die vor uns stehen, bereits Luxus und signalisiert Abgründe. Wir dürfen aber die Hoffnung auf eine bessere Zukunft nicht Algorithmen opfern; Algorithmen arbeiten mit Modellen und letzten Endes ist künstliche Intelligenz auch künstliche Dummheit, verzerrt durch implizite Annahmen und selektive Blindheit. Niemand kennt alle Faktoren und Kausalitäten, die die Conditio humana menschlich bleiben oder werden lassen. – Das digitale Pantheon wird uns nicht retten.

Bleibt die Kontinuität der Entscheidungsfindung in den Händen der Menschen?

Lassen wir die Dekonstruktion des Alten zu, bewahren wir das Gute, beispielsweise handwerkliche Fähigkeiten und social Skills. Nur wenn wir lernen, in die Abgründe zu blicken, vermeiden wir es, vor Angst erstarrt zu stürzen.

Bekanntlich ist im Abgrund der Geschichte für viele Platz. Die Frage lautet also: *Wie domestizieren wir die Dämonen des Anthropozän oder überleben diese wenigstens, ohne in die Abhängigkeit der Diktatur von Algorithmen zu geraten?*

Die Welt taumelt, sie benötigt eine Metamorphose, menschliche Identitäten, keine künstlichen. Die Seuche, die das Schicksal wendet und manches Überflüssige beendet, aber auch manches Gute zerstört, ist dazu eine Chance. Überlassen wir die Zukunft also nicht alleine unseren Politikern, den

Software-Oligarchen und Philanthro-Kapitalisten, geschweige den alten oder neuen Faschisten.

Begreifen wir alle als Teil der Kräfte, die unterwegs sind, zu gestalten oder zu verwalten. Sie sind Teil der Geschichte der menschlichen Existenz, sie waren es in der Vergangenheit, sie sind es in der Gegenwart, sie werden es in der Zukunft sein. *»Es gibt im Leben keine Lösungen, nur Kräfte, die in Bewegung sind«*, sagte Antoine de Saint-Exupéry.

Früher brach Frieden aus, wenn aus Kriegern stationäre Verbrecher wurden. Angesichts der globalen Durchgriffsmöglichkeiten und der globalen Problematik dürfen wir den apokalyptischen Reitern keine Durchgriffsmöglichkeiten auf die Gestaltung der Gesellschaft geben. Dies wäre nicht die Metamorphose, sondern die Apokalypse.

In der Gefahr werden einige, wird einiges barbarisch.

Am Beispiel des Fliegens der Flugzeuge kann dargestellt werden, was falscher Fortschritt bedeutet: Das Flugzeug wurde durch falsche Konstruktion

und Über-Nutzung im Rahmen des Massentouris-
mus durch Einsatz der Zapflufttechniken zum *kon-
taminierten Angstraum*. Das Gleiche droht der
Gesellschaft aufgrund von Übernutzung, mangels
Aerosol-Management und aufgrund falscher Politik: Die Gesellschaft ist auf dem besten Wege zum
Raum kollektiver Ängste und Wahnvorstellungen
zu werden, regiert von Oligarchen, Politbüros und
Algorithmen. Angst ist inzwischen nicht mehr nur
eine Reaktion auf bevorstehende Gefahren, sondern die Ängste gehen so weit, dass die Gefahr in
ihnen bereits eingetreten ist. Ohnmacht nimmt sich
ihren Raum und macht uns handlungsunfähig zu
Opfern falscher Politik.

Welche Möglichkeiten haben wir?

Verzweifeln, sich nur auf sich selbst verlassen oder
wenige andere? In die innere Immigration gehen?
Dies ist nur vorübergehend möglich. Auch wenn
uns die Politik mit ihren Dummheiten und Zumutungen, Lockdowns und Shutdowns zu zermürben
sucht und scheinbar alternativlos vorgeht. Es droht
die Abfolge von Firmenpleiten und Massenarbeits-
losigkeit.

Wir leben in einer Zeit, da Notenbanken zu Institutionen geworden sind, mit der legalen Lizenz Falschgeld zu drucken und in Umlauf zu bringen. – Und auch das gelingt nicht mehr richtig. Der Prozess der Entmaterialisierung der Währung ist in vollem Gange. Der Kapitalismus wird dabei zu einer Religion, in der der Glaube – der Kredit – an die Stelle Gottes tritt.

Hinzu kommen dann noch die Algorithmen, denen auch göttliche Fähigkeiten eingeräumt werden, obwohl an ihrer Wiege die noch immer fehlende Unterscheidungsfähigkeit zwischen Ursache und Wirkung steht. Nur wenige wissen, was die Null bedeutet, so wie früher die Mayas, die die Null schon lange vor den Indern erfunden hatten.

Wie entkommen wir dem Teufelskreis der Blasen, die da geschaffen werden?

Die Ausrufung des weltweiten Pandemiezustandes soll die Ausbreitungsgeschwindigkeit und Ansteckungswahrscheinlichkeit mit dem Coronavirus reduzieren. Lockdowns wurden mit unterschiedlicher Härte angeordnet – nicht überall wurde mit voller Härte vorgegangen. Es gab Länder wie

Schweden, die es wagten, keinen harten Lockdown anzuordnen, oder Länder wie die Niederlande, in denen es lange keine Maskenpflicht gab. Monatelang wurde Schweden für seinen Umgang mit der Coronapandemie gerügt und gescholten. Der deutsche Innenminister prophezeite Millionen von Toten. Gleiches sagte man den Indern voraus. Jetzt hat man in den Slums von Mumbai eine Herdenimmunität von 54 Prozent und auch in Schweden stiegt diese an. Das Nordlichtland hatte es gewagt, keinen harten Lockdown anzuordnen, und nun zeigt sich, teilweise zum Ärger anderer Regierungen: Es hätte eine Alternative zu Ausgangssperren und Kontaktverboten gegeben. Der schwedische Chefepidemiologe hatte aus den vorwiegend von US-amerikanischen Organisationen vorbereiteten Pandemieplanungen andere Konsequenzen gezogen. Er hatte im Gegensatz zu deutschen Ministern auch keine Militärplaner als Ratgeber und Kontrolleure an seiner Seite. Und so kam die schwedische Wirtschaft und Gesellschaft bislang glimpflicher durch die Krise, erholt sich schneller und steht besser da als viele andere in Europa, während die Weltwirtschaft in Trümmern liegt. Viele Eltern, Kinder und Familien verzweifeln bei uns, weil es wahrscheinlich trotz der niedrigen Ansteckungsraten bis auf Weiteres keine Regelbetreuung in Kitas und keinen Regelunterricht in Schulen mehr geben wird.

Nach massiver Einflussnahme auf den schwedischen König u. a durch die WHO und sonstige Planetenmanager, sollen Zahlen in den Umlauf gebracht worden sein, die die tatsächlichen Verhältnisse in Schweden nicht abbilden. Der schwedische Chefepidemiologe Anders Tegnell ließ sich im Gegensatz zu General Holtherm in die Pandemieplanungen des militärisch-industriellen Komplexes der Nato nicht einbinden.

Das Ende der Normalität

Die Normalität ist verschwunden. Wir erleben eine Biologisierung der Politik, diese wird epidemiologisch und informationstechnologisch definiert. Es wird unterschieden zwischen *infiziert* und *nicht infiziert*, also zwischen Infizierten und nicht Infizierten. Potenziell gilt jeder Mensch inzwischen als Infektionsrisiko. Dies ist der Haupthebel für Machtausübung und Angsterzeugung. Dass man die Krankheit überleben kann, dass man auch einfach nicht erkranken muss, wenn man zu den 50 Prozent der Weltbevölkerung gehört, die eine erworbene, von

Impfungen unabhängige Grundimmunität auch gegenüber dem Covid-19-Virus besitzen und dass man diese Grundimmunität testen kann und sollte, wird von den Behörden geflissentlich verschwiegen. Das könnte ja zur Angstvermeidung beitragen und die Notwendigkeit der Impfung relativieren. Dass man das T-zelluläre Immunsystem stärken könnte, insbesondere durch andere Infekte – sicherlich nicht durch Isolation und Kontaktsperren – wird nicht mehr kommuniziert. Stattdessen wird Angst verbreitet und Strafen verhängt gegenüber jenen, die die Verhältnismäßigkeit der getroffenen Maßnahmen hinterfragen; diese werden in die Ecke der Rechtslastigkeit gedrängt und als Anhänger von Verschwörungstheorien gebrandmarkt. Die Innenminister der Länder verhandeln über weitere Ausgangs-, Versammlungssperren und Demonstrationsverbote. Somit werden weitere demokratische Rechte möglicherweise ohne Notwendigkeit außer Kraft gesetzt, die Gerichte schweigen dazu und wenn sie angerufen werden, urteilen sie unterschiedlich.

Der Zugang zu bestimmten Leistungen und Angeboten wird in Bälde vom Impfstatus abhängen. Die baldige Zurverfügungstellung von Impfungen wird regelmäßig versprochen, auch von den Chefs der Zulassungsbehörden, die sich eigentlich erst einmal die Wirksamkeits- und Unschädlichkeitsdaten in Ruhe anschauen müssten. Stattdessen wurden die Test- und Sicherheitsregularien zielführend erstaunlich erleichtert. Molekulare mRNA-Impfstoffe[8] wurden dabei sichtlich bevorzugt. Politische, militärische, medizinische und ökonomische Interessen gingen ineinander über. Bestimmte Kreise nannten dieses Geschäftsmodell *Epidemonomics*.

Die Frage, ob neben den Impfstoffen andere Therapien funktionsfähig sein könnten, wird ignoriert oder hysterisch diskutiert. Ärzte, die es wagten, Anti-Malaria-Medikamente und Antiparasitica wie *Ivermectin*[7] in Kombination mit bestimmten Antibiotika einzusetzen wurden und werden mundtot gemacht oder entlassen. Die passive Immuntherapie wurde wie das lästige fünfte Rad am Pandemie-Wagen behandelt, etwa nach dem Motto: *Ärgerlich, es droht ja Heilung ohne Impfung. Kann und darf das sein?* Bevorzugt werden sollte nach Meinung Bill Gates das von seiner Stiftung geförderte *Modell Bangladesch*: Mittels der Impfung Registrierung und Überwachung biologischer Merkmale, des Impfstatus und der Aktivitäten der Bevölkerung. So soll eine digitale Identifizierung und supranationale Verfolgbarkeit des Menschen aufgebaut und notfalls erzwungen werden, natürlich ausschließlich zum Nutzen und Schutz der

Menschen. Was in Bangladesch möglich ist, sollte doch auch im Rest der Welt möglich sein, meint Bill Gates, wobei er tatsächlich sieben Milliarden Menschen im Auge hat, die er alle impfen möchte.

Unser Gesundheitsminister wird seit Beginn der Coronakrise von Generalarzt Holtherm beraten, der an diversen die Pandemie erörternden Konferenzen teilgenommen hat und der sich bisher nicht parlamentarisch rechtfertigen musste. Er ist den meisten Menschen nicht einmal namentlich bekannt, obwohl er eine Menge mit ihren Freiheitsrechten und der individuellen Gesundheit zu tun hat. Er ist nicht nur medizinisch, sondern auch militärisch und geheimdienstlich trainiert im Umgang mit Fragen der Biosecurity, trainiert auch im Umgang mit Viren, die man in Friedenszeiten als Biowaffen einsetzen kann, insbesondere RNA-Viren wie Ebola und Corona. Die Schäden, die er und die Bundesregierung der Bundesrepublik Deutschland im Umgang mit dem H1N1-Schweinegrippe-Fehlalarm 2009 zugefügt haben, hat die Virologin Dr. Ina Knobloch in ihrem Buch *Shutdown*5 dargestellt, aber die Gesellschaft hat das vergessen und der militärisch-politische Komplex, der Holtherms Ausbildung und Tätigkeit finanziert hat, vertraut ihm. Notfalls werden Verfassungsschutz und militärischer Dienst aktiviert, um von der nicht genehmigten Militarisierung des Gesundheitswesens in Friedenszeiten abzulenken. In Zeiten echter und mutiger Aufklärung wäre er möglicherweise ein Fall für eine Untersuchung wegen Landesverrats. Denn auch wenn der Erreger keine Biowaffe ist, kann er in entsprechend organisierten und trainierten Händen als solche eingesetzt werden.

Entsprechendes hat Dr. Robert Kadlec[6] ausgesagt und angekündigt, wie Paul Schreyer in seinem Buch *Die Chronik einer angekündigten Krise*[4] dokumentiert. R. Kadlec führte aus: *Werden biologische Waffen unter der Tarnung einer räumlich begrenzten oder natürlich auftretenden Seuche benutzt, lässt sich ihr Einsatz glaubwürdig abstreiten* (…) Dr. R. Kadlec hat eine General Holtherm vergleichbare Ausbildung. Unter Präsident George Bush war er Chefberater der Regierung für Biodefense. 2017 wurde er dann Staatssekretär für Notfallmanagement im Gesundheitsministerium der USA. Dort schanzte er einem Pharmaunternehmen, dem er zuvor als Berater gedient hatte, einen zwei Milliarden schweren Vertrag über die Lieferung eines Pockenimpfstoffes zu. (Angeblich sind die Pocken ja ausgestorben und alle Biowaffen auf Pocken-Basis sollen zerstört worden sein.) Während der aktuellen Coronaepidemie ist Dr. Robert Kadlec einer der leitenden Krisenmanager der amerikanischen Regierung.

Auf jeden Fall wirft es kein gutes Licht auf unsere Parlamentarier, wenn diese bisher nicht gefragt und untersucht haben, ob der Militärarzt Dr. Hans Ulrich Holtherm das Vertrauen der Öffentlichkeit in gute neutrale Amtsführung verdient hat. Das Gleiche gilt in diesem Zusammenhang für Herrn Spahn. Auf jeden Fall ist Generalarzt Holtherm kein Zivilist und dient mehreren Interessen und Dienstherren. Ob diese Interessen deckungsgleich sind mit den gesundheitlichen und ökonomischen Interessen der deutschen Bevölkerung, wird sich noch zeigen. Aktuell arbeitet er mit seinem militärischen Stab am Einsatz von immer mehr Bundeswehrsoldaten in den Gesundheitsämtern und an der Implementierung der militärischen Strukturen, die für Lagerung, Verteilung und Einsatz (!) des mRNA-Impfstoffes von *Biontec* verantwortlich sind. Ob es sich dabei tatsächlich um einen Impfstoff handelt oder nicht vielmehr um ein molekulares Konstrukt zur Herstellung coronaviraler Bestandteile in menschlichen Zellen, müssen zukünftige Untersuchungen zeigen. Wegen der möglichen und nicht ausreichend lang geprüften Risiken dieses Impfstoffes werden er und seine militärischen und zivilen Mitarbeiter im Falle von Impfschäden und Todesfällen m. E. zu Mittätern.

Wegen der auch ohne Impfungen gegebenen Behandelbarkeit der Covid-19-Infektion und der ungeheuren volkswirtschaftlichen und gesundheitlichen Auswirkungen dieser Impfkampagne, deren Logistik General Holtherm aktiv und verantwortlich steuert, ist seine Tätigkeit einer sofortigen transparenten Prüfung zu unterziehen inkl. einer Anhörung und Befragung von General Holtherm und Mitarbeitern im Parlament.

Die Möglichkeit, das Virus durch Polymerase-Inhibitoren wie *Ivermectin* an der weiteren Infektion der Monozyten zu hindern und damit die Ausbildung einer Gefäßwandentzündung (Endotheliitis) zu verhindern, wird ignoriert und findet nur in der Grundlagenforschung statt. Statt auf Therapiemöglichkeiten hinzuweisen und diese zu verbessern, wird auf Verbote gesetzt, wird Maskierung eingefordert und Abstand.

Die medizinische Beratung der Bevölkerung wurde von Prof. Dr. med. vet. Lothar Wieler, dem Leiter des *Robert Koch Institutes* übernommen. Prof. Wieler ist Tierarzt und untersteht den Weisungen des Bundesgesundheitsministeriums. Er behauptet, es gäbe gegen das Covid-19-Virus keine Therapien und empfiehlt lediglich Quarantänemaßnahmen. Zu

Beginn der Pandemie empfahl er nicht einmal das Tragen von Masken, sondern das Niesen in die Ellenbeuge als Prophylaxe.

Einige Politiker suhlen sich richtig in ihrem durch den Ausnahmezustand bedingten Machtwachszuwachs, dieser kaschiert ihre Ahnungslosigkeit und Mittelmäßigkeit. Es gibt Minister, die es nicht für möglich halten, dass durch ihre Maßnahmen die geordnete Durchführung von PCR-Tests infolge Verknappung von Chemikalien bald nicht mehr möglich sein wird. Nationalismen werden gefördert, Geheimdienste schicken ihre Einkäufer auf Reisen, um Masken, Chemikalien, Impfstoffe und Beatmungsgeräte zugunsten des eigenen Landes zu erwerben.

Auch jene Asiaten, die glaubten, mit asiatischer Härte und indem der Staat Fieber misst das Problem lösen zu können, spüren inzwischen, dass sie keine Corona-Inseln mehr sind. Das Virus verzwergt also alle und zeigt die Grenzen der Abschottungspolitik auf. Das wird aber hier nicht zur Kenntnis genommen, im Gegenteil: die Verbote werden noch verschärft, man genießt die Möglichkeit, bald wieder den totalen Ausnahmezustand ausrufen zu können, dann müssen alle zu Hause bleiben, einer pro Familie darf gelegentlich zum Einkaufen gehen oder man ordert einen Lieferservice. Grenzenlose Kontrolle,

Abschottungspolitik, jeder wird zu einer Insel gemacht, Überwachung ist ein Milliardengeschäft, Impfstoff-Forschung und Impfstoff-Herstellung sollen zu einem Milliardengeschäft gemacht werden oder sind es schon. Bezahlt wird der mehr oder weniger wirksame und überhastet zugelassenen Schrott vom Steuerzahler.

Was auf ihn zukommt, kann der geneigte Leser dem renommierten *Arneimittelbrief*, Ausgabe Nov. 2020 entnehmen.

Dass der Körper auch selbst, wenn man ihm hilft, eine T-zelluläre Immunität aufbauen kann, wird ignoriert, negiert oder einfach nicht gewusst. Stattdessen soll die Zelle zum Antikörper herstellenden Inkubator umgebaut werden.

Insbesondere die mRNA-Impfungen dürften präziserweise gar nicht als solche bezeichnet werden, denn sie sind lediglich ein molekularer Bauplan, der der Zelle wie ein digitaler Stick aufgezwungen wird, damit diese daraus das Spike-Protein des Coronavirus synthetisiert, mit dem dieses üblicherweise die Zelle penetriert. Synthetisiert die auf diese Weise vergewaltigte Zelle eine genügende Zahl von Spike-Proteinen, beginnen die B-Lymphozyten des Körpers Antikörper herzustellen, die im Falle des Eindringens tatsächlicher Coronaviren dieses neutralisieren.

Aber es kann auch das Gegenteil eintreten: Es kann zur Bildung illegitimer nicht neutralisierender Antikörper kommen, die zur Überflutung mit Viren führen und zur Endotheliitis, einer vom Immunsystem ausgelösten Gefäßwandentzündung, die zur Pneumonie und zum Tode führen kann. Dieses Phänomen nennt sich ADE und wird nach Anlaufen der Impfkampagnen noch häufiger auftreten. Eine Haftung dafür haben die Hersteller der Impfstoffe ausgeschlossen. Das Risiko dafür liegt m. E. bei Herrn Prof. Wieler, den ich am 20. März 2020 schriftlich auf diese Gefahren hingewiesen habe.

An den Parlamenten vorbei werden den Herstellern sog. *Impfstoffe* Milliarden zur Verfügung gestellt. In diesem Zusammenhang ist zu fragen, ob zur Menschenwürde nicht das Recht auf biologische Integrität beseht und wem die Daten gehören, die ein Leben generiert. Es gibt ja ein Recht, Rechte zu haben. Doch was sind diese in Zeiten des Ausnahmezustandes und des kostenlosen Sammelns von Metadaten wert? Die Antike und das Mittelalter kannten den Begriff des *vogelfreien Menschen.* Das waren Menschen, die straffrei verfolgt und getötet werden durften, weil sie angeblich außerhalb aller weltlichen, staatlichen und sozialen Bezüge standen. – Nicht digital registriert und/oder nicht geimpft zu sein, wird bald Gleiches bedeuten. Da in Zeiten einer Pandemie jeder nicht geimpfte und jeder nicht registrierte Mensch als potenziell infektiöse Bedrohung gilt, ist die staatliche und von manchen Konzernherren betriebene Biopolitik angetreten, dem ein Ende zu bereiten.

Vergleichbares geschieht, wenn Menschen systematisch biologisch, genomisch und proteomisch verändert werden. Die Genscheren vom Typ CRISPR/Cas erlauben das und die kritiklose Verleihung des Nobelpreises fördert das durch den Reputationszuwachs.

Das ändert nichts an der Großartigkeit der Entdeckungs- und Entwicklungsleistung der beiden Professorinnen Jennifer Doudna und Michelle Carpentier, die CRISPR/Cas-Technologie der Pflanzenzellen, die damit ihre Integrität bewahren, für die biotechnologische Umgestaltung der Zellen durch den Menschen nutzbar machten.

Auch hier geht es also um Macht über die Zelle und um Biopolitik. CRISPR/Cas kann dabei nützlich sein oder destruktiv wie eine Neutronenbombe. CRISPR/Cas ist die molekulare Wunderwaffe der Transhumanisten. Zusammen mit der Kontrolle der Metadaten ist mit diesem Werkzeug dem molekularen Größenwahn zur Schaffung angeblich optimierter Zellen und Übermenschen Tür und Tor geöffnet, die im Pantheon der künstlichen Intelligenz den Homo sapiens zum Neandertaler werden lassen.

Hier zeigt sich, dass jener die Macht hat, der über die Bio- und sonstigen Daten verfügt und den Ausnahmezustand verhängen und aufrechterhalten kann, um seine biopolitschen Ziele zu verfolgen.

Das beginnt mit der Immunisierung, sofern molekulare Baupläne und Entitäten in die Zellen von Millionen Menschen eingeschleust werden, wobei die meisten gar nicht überblicken, was hier geschieht. Manche der Politiker der Exekutive ahnen und verstehen es selbst nicht. Sie leben im Tal der Ahnungslosen und genießen die Macht. Aber Unwissen schützt vor Strafe nicht.

Wir stehen am Beginn der molekularen Biopolitik mit erheblichen Folgen für die Integrität der Zelle und die Selbstbestimmung des Menschen. Wahrscheinlich geht beides verloren.

Zum Schutz vor den Nebenwirkungen dieser Mächte ist die Datenschutzgrundverordnung sicher nicht geeignet. Hier wäre ein international wirksames völkerrechtlich verbindliches Grundrecht auf zelluläre und digitale Integrität vonnöten, das aber wohl ebenso missachtet würde wie seit Längerem schon die Genfer Konfessionen. Hielte man sich an diese, wären der Zynismus der Drohnenkriege, Guantanamo und der Umgang mit Julian Assange Straftatbestände, die zur sofortigen Sanktionierung derer führten, die all dies mit einem Federstrich sofort beenden könnten.

Das Coronavirus scheint weniger gefährlich als gemeinhin vermutet. Lockdown und Maskenmaßnahmen wurden in der Schweiz und in anderen Ländern erst eingeführt, als der Höhepunkt bereits überschritten war, insofern werden die epidemiologischen Daten falsch interpretiert. Diese Ansicht äußerte jedenfalls Prof. Pietro Vernazza, Infektiologe und Professor und Chefarzt am Spital St. Gallen, in einem Interview mit der *Basler Sonntagszeitung* am 19.07.2020 und forderte vom Schweizer Bund, seine Corona-Strategie grundsätzlich zu überdenken, um wie in Schweden Teilen der Bevölkerung die Erlangung einer Herdenimmunität zu erlauben, ohne schwere wirtschaftliche und soziale Schäden auszulösen, was bei der bisherigen Strategie der Fall war.

Eine vergleichbare Ansicht publizierte Prof. S. Bhakdi in seinem Buch *Corona – Fehlalarm*: Die Vorgehensweise der deutschen Regierung und anderer Regierungen sei ein Jahrhundert-Evidenz-Fiasko. Es seien willkürliche statt evidenz-basierte Entscheidungen getroffen worden, insbesondere der Lockdown und die Maskenpflicht, die eingeführt worden seien, als der Höhepunkt der Pandemie bereits überschritten war, somit sei der Schaden ungeheuer viel größer als der Nutzen.

Die Wiener Immunologin Ursula Wiedermann-Schmidt warnte im ORF vor voreiligen Hoffnungen auf Coronaimpfstoffe. Man müsse erst einmal in Ruhe abwarten und testen, ob diese überhaupt wirken. Verwunderlich sei, dass die Pharmaindustrie die Politik dazu gebracht habe, große Mengen von Impfstoffen zu erwerben, deren Wirksamkeit überhaupt noch nicht bekannt sei.

Wurde alles getan, um den Bürger vor Corona zu schützen?

Ich meine: Nein. Obwohl man sich seit dem Jahr 2012 in mehreren Bundesbehörden mit einem zu erwartenden neuen Coronavirus beschäftigt hat, gab und gibt es Defizite an funktionierenden Masken und Schutzkleidung. Es gab und gibt kein ernst zu nehmendes Aerosol-Management, dazu gehören Reinräume im öffentlichen Bereich, keimarme Luft in Verkehrsmitteln und Klassenzimmern. Keiner kann erklären, warum unsere Flugzeuge, die fliegende Keim- und Feinstaubschleudern sind, staatlich gerettet werden und weiterfliegen dürfen, während Schulen und Kitas wegen Infektionsgefahr geschlossen werden. Jene, die das angeordnet haben, wollen oder können wohl keine Kinder bekommen.

Statt emissionsarme und keimfreie Flugzeuge zu bauen und zu fördern, was technisch durch Wasserstoff-/Methanol-Antrieb möglich wäre, und auf die toxische Zapfluft-Technologie zu verzichten, dürfen *Lufthansa* und die übrigen Airlines weiter die menschliche Gesundheit und die Biosphäre gefährden, selbstverständlich mithilfe von Steuermilliarden.

Mit den Boten-RNA-, also Messenger-RNA-Impfstoffen werden unter den Augen der Weltöffentlichkeit die Zellen in einen Inkubator umgewandelt. Bei der Fast-Track-Testung, für die angeblich Freiwillige Schlange stehen, gilt der Grundsatz des Nicht-Schadens im Rahmen des Eides des Hippokrates – neu formuliert in der Deklaration von Helsinki – offensichtlich nicht mehr oder nur noch eingeschränkt.

Bei dieser Ausgangslage mRNA in die Zellen einzuschleusen, erscheint zumindest ohne sorgfältige Langzeitbeobachtung der möglichen Folgen bedenklich. Das könnte bei nicht wenigen Menschen eine Antikörper vermittelnde schwere Erkrankung bis hin zur Endotheliitis auslösen. Das ADE-Phänomen darf auch wegen der großen Instabilität der Coronaviren nicht ignoriert werden. Diese wird Nachimpfungen nach sich ziehen, zumindest werden diese angeboten werden; das gehört ja zum Geschäftsmodell. Bei diesen könnte es dann erst recht zu den Antikörper vermittelnden Nebenwirkungen kommen. Auch in Kombination mit anderen Impfungen, die ja inzwischen vermehrt beworben werden, kann das nicht ausgeschlossen werden. Hier wäre das *Paul-Ehrlich-Institut* in der Pflicht, doch glaube ich nicht, dass man diesem Phänomen allzu tiefgreifende Beachtung schenken wird. Bei der ohnehin zu erwartenden Fast-Track-Zulassung durch die Behörden, die angeblich die Aufsicht über die Sicherheit der Impfstoffe führen, wird international gekungelt werden.

Die Spirale dreht sich weiter: Das Coronavirus entstand ja offensichtlich durch Vernachlässigung ethischer Standards. Wiederholt sich das bei der Herstellung und Testung der Impfstoffe, endet das vorhersehbar in einem Desaster. Auf jeden Fall werden uns diese Impfstoffe nicht von den Corona-Viren erlösen.

Verschwörungstheoretiker und Impfgegnerschaft werden durch diese Skandale bedauerlicherweise gefördert, gute Virologie besteht aber nicht nur aus Epidemiologie, schon gar nicht aus *Verwirrologie*. Wir haben da ja führende *Verwirrologen*, die auch über eigene Podcasts verfügen, entgegen Rundfunkgesetz, und unsere Politik übersieht geflissentlich, dass Viren *Flüchtlinge der Umweltzerstörung* sind.

Weiter wird übersehen, dass es bereits heute synthetische und pflanzliche Polymerase-Inhibitoren gibt, die die Vermehrung des Virus zuverlässig reduzieren oder gar ausschalten können. Statt dessen wird die Abwesenheit therapeutischer Möglichkeiten mantrahaft behauptet, mit nicht ausreichendem oder gegen besseres Wissen, und es werden in der Coronakrise Instrumente der Gängelung am Fließband produziert: Ausgangssperren, Überwachungsapplikationen, Impfpässe, die über Zugang zu Leistungen und öffentlichen Räumen wie Kitas und Schulen entscheiden werden, auch auf europäischer Ebene wird an einem Euro-Impfpass gearbeitet. Da weiß sich Herr Spahn ja in guter Gesellschaft.

Man kann als sozioökonomische Folge davon ausgehen, dass die Coronaepidemie der große Reset-Button ist, den sich Charles Schwab so sehnlich gewünscht hat, und eine Neuverteilung des Weltvermögens oder Welt-Unvermögens bewirken wird.

Am Ende wird für unser freiheitliches Überleben entscheidend sein, ob wir pandemiefähig oder pandemiunfähig sind.

Pandemiefähigkeit

Mein Eindruck ist, dass die Politik uns pandemie-unfähig halten möchte. Auf jeden Fall fördert diese Pandemie das Fortschreiten der Digitalisierung, siehe Homeoffice, das ist ja eine Art von digital unterstützter Quarantäne. Künstliche Intelligenzen, von manchen auch als *künstliche Dummheit* apostrophiert, erhalten ja bereits ein pseudoreligiöses Mandat, Algorithmen werden angebetet wie die neuen Götter, siehe *selbstfahrendes Auto*. Offensichtlich kann man der Facebook-Gesellschaft jeden Unsinn relativ einfach verkaufen, die künstliche Intelligenz als Gottesprothese allemal. Man muss aufpassen, dass das nicht zum obszönen Endstadium des Anthropozäns wird. Auch die *Grünen* müssen aufpassen, dass sie keine Vermittlerrolle bei der Ermächtigung KI-gestützter Überwachungs- und Kontrolltechniken spielen, das würde dann in die viel beschworene Ökodiktatur oder, wie Franz Josef Strauß befürchtete, in einer Art von Öko-Faschismus enden – jene Diktatur, die sich ergibt, wenn der technische Stand es zulässt und die nötige Zahl der Willigen erreicht ist.

Doch laut Aussage von Erwin Good aus dem Jahre 1965 ist die künstliche Intelligenz vermutlich die letzte Entscheidung, die der Mensch noch selbst treffen konnte.

Was kommt mit und nach Corona?

Wir schaffen Schulden, aber keine Zukunft: Kredite ersetzen keinen Umsatz. Das Virus erzeugt pandemische Selbstzerstörungskreisläufe und eine Zombie-Selbstzerstörungswirtschaft statt nachhaltiger Kreislaufwirtschaft, zumindest bisher.

Letzten Endes droht ein ungeheuerlicher Wandel: der politische Raum verschwindet, das Lager entsteht in Form der Materialisierung und Digitalisierung des Ausnahmezustandes. Dies entspricht der Produktion des nackten Lebens. Die Geschichte wird dann zur Krankengeschichte. Die Insassen des Lagers werden zum Homer sacer und zu einem digitalisierten Leben verurteilt. Falls ein solches Leben noch *Leben* genannt werden kann, ist es kafkaesk. Es gibt dann keine Idee des guten Lebens mehr.

Wie ein totalitärer Staat nutzt auch der säkulare Staat das Virus / die Viren als Gelegenheit, den Bürger zu entmündigen, zumindest immer besser zu kontrollieren. Sogar die Religionen haben die

Rituale zur Gestaltung des Lebens in vorauseilendem Gehorsam abgeschafft. Die Idee eines Lebens, das mehr wäre, als überleben, droht gänzlich verloren zu gehen; der Weltinnenraum ist tot, es stehen nur noch die Fassaden, bewohnt von digitalen Nomaden und zwangsweise Geschützten.

Wir nennen uns dann die *Vereinigten Notstandsstaaten von Europa*.

Was ist zu tun?

Wir müssen uns vom Ausnahmezustand befreien und das Virus durch Polymerase-Inhibitoren therapierbar machen. Wir müssen mit diesem Virus leben lernen sowie mit weiteren viralen Schüben und Pandemien möglicherweise noch gefährlicherer Viren, ohne unsere Gesellschaften und Ökonomien zu zerstören.

Es sollte auf der Ebene der Verfassung ein unabhängiges, vom Volk direkt gewähltes Organ, ein Krisenrat geschaffen werden. Dieses kleine Gremium wird dann sofort tätig, wenn die Exekutive Notrecht anwendet. Der Krisenrat muss Alternativen zu den Notverordnungen ausarbeiten und bewerten. Dies ermöglicht eine Diskussion und Mitsprache der Öffentlichkeit. Die Zeit der Alternativlosigkeit muss zu Ende gehen. Weiterhin muss der Krisenrat untersuchen, welche Notverordnungen verfassungsgemäß waren / sind und welche aufgehoben oder wesentlich gelockert werden müssen. Die Regierung muss dann gemäß dieser neuen Verfassungsbestimmung verpflichtet sein, diese Anordnungen unverzüglich zu befolgen. Es droht sonst die Verlagerung des Menschen.

Damit wird das Lager zum Nomos der Moderne. Wo Recht und Tat, Regel und Ausnahme, Leben und Tod ununterscheidbar werden.

In der griechischen Antike gebrauchte man Begriffe für das Leben, die semantisch verschieden sind. – Zoe bedeutete die einfache Tatsache des Lebens, die allen Lebewesen zu eigen ist: Tieren, Menschen, Göttern, einem Einzelnen oder einer Gruppe. An der Schwelle zur sog. *Moderne* begannen die Staaten das natürliche Leben immer mehr in Mechanismen und Kalküle der Staatsmacht einzubeziehen, wodurch Politik in Biopolitik verwandelt wurde und wird.

Jahrtausende hindurch war der Mensch das geblieben, was er für Aristoteles war: ein lebendes Tier, das auch zu einer politischen Existenz fähig ist. Für den französischen Philosophen Foucault ist der moderne Mensch jedoch ein Tier, dessen Leben auf dem Spiele steht. Er hat dies dargelegt in seinen Vorlesungen am College de France 1977 unter dem Titel *Übergang vom Territorialstaat zum Bevölkerungsstaat.* Worin er die wachsende Bedeutung des biologischen Lebens und der Volksgesundheit (!) für die souveräne Macht darstellt. Dadurch ergebe sich eine Anomalisierung des Menschen, die durch die ausgeklügeltsten Methoden verfolgt wird. Wohlgemerkt: Damals gab es noch keine molekularen Sonden und/oder Genscheren und noch keine digitalen Applikationen.

Gleichzeitig mit der Ausbreitung der Human- und Sozialwissenschaften entsteht nun die Möglichkeit, das Leben sowohl zu schützen, als auch seinen Holocaust zu organisieren und zu autorisieren. Von dieser Seite her betrachtet erscheint die weitere Entwicklung des Kapitalismus ohne die disziplinierende Kontrolle der Biopolitik und des Militärs nicht möglich. Es entsteht ein digitaler militärisch-industrieller Komplex, der die Politik nicht nur berät, sondern zunehmend ersetzt und unbemerkt lenkt. Die Biopolitik schafft sich mit einer Reihe ihr geeignet erscheinender Technologien jene gelehrigen Körper, derer sie zum Zwecke ihrer Machtausübung bedarf.

Hanna Arendt schreibt in *The Human Condition*, dass der Methoden erarbeitende Mensch zunehmend ins Zentrum des politischen Lebens gerät. Sie führte diese Veränderungen und das Verschwinden des öffentlichen Raumes (!) auf diesen Vorrang des natürlichen Lebens vor dem politischen Handeln zurück. Ihre forschenden Überlegungen blieben ohne Anerkennung und Nachfolger. Menschen verlassen nicht gerne die Zone des Wohlbefindens, heute weniger denn je.

Dies ist für das Verständnis von Ursachen und Folgen der Biopolitik tragisch. Auch Hannah Arendt selbst schreckte letzten Endes vor dem Blick in die Fortsetzung des Abgrundes der Möglichkeit des Holocausts zurück, den ihre Mitbürger so zahlreich und so dramatisch während ihrer Lebensperiode erlitten hatten. In *The Human Condition* bleibt sie den Anschluss an die tiefgreifende Analyse, die sie zuvor in Bezug auf die totalitäre Macht erbracht hatte, schuldig. Dieser aber wiederum fehlt jede biopolitische Analyse und Foucault wurde durch den Tod daran gehindert, alle Konsequenzen der Biopolitik darzulegen. Angesichts dessen, was H. Arendt auch noch während der Analyse dieser Vorgänge erleiden musste, kann ihr das selbstredend nicht zum Vorwurf gemacht werden.

Zur Zeit arbeitet C. Agamben sich am Ausnahmezustand ab. Immer wieder verweist er dabei auf
Carl Schmitt, den ideologischen Chefjuristen des
Dritten Reiches und seine Definition der Souveränität: *Souverän ist, wer über den Ausnahmezustand verfügen kann.*[1] Er fand es auch hinnehm-
bar, dass die staatliche Existenz im Ausnahmefall
die Rechtsnorm vernichtet.

Die Ausrufung einer Pandemie durch die WHO
haben einige Regierungen zum Anlass genommen, ein permanent abrufbares Präventionsrecht
zu schaffen und mithilfe des Infektionsschutzge-
setzes Grundrechte auszuhebeln. Dieser Freiheits-
und Rechtsverlust ist die eigentliche Katastrophe
der Katastrophenbekämpfung. Aber Not kennt
doch weiterhin Gebote, wie Prof. Dr. jur hc. Heri-
bert Prantl in seinem Buch *Not und Gebot. Quarantäne für die Grundrechte* ausführt.

Es besteht weiterhin das Risiko handlungsaktivierender Noch-nicht-Ereignisse

Die Codierung des Menschen und seines Handelns wird vorangetrieben. Wir erleben eine Transformation staatlichen und industriellen Handelns: von der Territorialität über die Nationalität zur digitalen Kybernetik.
Es wird die Schaffung synthetischen Lebens angestrebt. Neben die natürliche Evolution tritt die synthetische.

Die synthetische Evolution und der kybernetische Kapitalismus

Es wird behauptet, man könne sich selbst verbessernde Maschinen und künstliche Intelligenzen bauen. Ich hoffe, dass uns das nicht gelingen wird, denn es würde die menschliche Singularität zerstören. Selbst wenn Maschinen irgendwann in der Lage sein sollten, sich selbst zu verbessern, ist daraus möglicherweise kein großer Gewinn zu ziehen. Das ist der Fluch des sinkenden Grenzertrages. Beispielsweise können Computer Wahrscheinlichkeiten sehr viel besser berechnen als Menschen und folglich rationaler handeln, aber eine exaktere Berechnung der Wahrscheinlichkeit hilft uns möglicherweise oder hoffentlich nicht, die Natur zu besiegen. Möglicherweise führen sogar weniger präzise Berechnungen zu besseren Entscheidungen.

In der Wissenschaft stößt man überall an Grenzen und wie Heidegger bemerkte: *»Wissenschaft denkt nicht.«*

Nichts kann sich schneller bewegen als das Licht. Die Geschwindigkeit chemischer Reaktionen ist begrenzt. Einen Marathon können Sie nicht in deutlich weniger als zwei Stunden laufen. Es gibt also biologische Gesetzmäßigkeiten, die eine Verlängerung des menschlichen Lebens über gewisse Grenzen hinaus verhindern.

Genetische Eingriffe könnten auch die Individualität und das Bewusstsein verändern. Versuche dieser Art laufen zumindest in China schon seit Längerem. Forscher transfizierten dort in vitro die Zellen von Affenembryonen mit Viren, die das Gen für das humane MCPH1 enthielten. Die Viren integrierten das Gen in das Affengenom. Das MCPH1-Gen ist ein Schlüsselgen für die menschliche Hirnentwicklung. Daraufhin hatten die transgenen Tiere ein besseres Arbeitsgedächtnis und ein schnelleres Reaktionsvermögen als ihre Artgenossen. Die Affen wurden also mit einem Menschengen erstmals schlauer gemacht.

Sollte es möglich sein, das Gen für korrumpierendes Verhalten auszuschalten, evtl. per mRNA-Impfstoff, würde ich meine Bedenken zurückstellen und einen erstmaligen Ausnahmeeinsatz eines solchen Impfstoffes exklusiv in politischen Kreisen befürworten …

Eine weitere genetische Humanisierung könnte Mischwesen erzeugen, die nicht nur als Modell für menschliche Krankheiten, sondern auch für das menschliche Bewusstsein dienen. Es ist möglich, dass die Autonomie des Individuums als letzter Mythos der kollektiven Nutzenoptimierung geopfert wird.

Die Genschere CRISPR/Cas lädt ja geradezu dazu ein, solche Schimären zu schaffen. Momentan dient sie auch bereits dazu, Mischwesen für die Erschaffung chimärer transplantierbarer Organe zu erzeugen. Es ist sicher eine Grenzverschiebung, sie zeigt auch, dass, wie bei der Beherrschung des Feuers durch den Menschen auch diese Technologie zwei Seiten hat. Die Frage ist, ob der Mensch seine Begehrlichkeiten, in der Absicht Kosten zu senken und Nutzen zu optimieren, mächtig und unsterblich zu werden begrenzen kann und wie weit er gehen kann und darf bei der Optimierung der Zellen von Pflanzen, Tieren und Menschen, ohne die Natur und sich selbst zu verlieren. Es würde dann nur noch die Kybernetik regieren und, wie ich an anderer Stelle bereits ausführte, was künstlich geschaffen ist, wird künstlich beendet werden.

Letzten Endes wird die Frage des Überlebens der Menschheit oder zumindest für die weitere Entwicklung dieser und der Natur entscheidend sein: Ist eine Koexistenz der natürlichen mit der synthetischen Evolution möglich? Wenn ja, wer reguliert womit was?

Letzten Endes geht um Optimierung, Kontrolle und Gewinne.

Ein Argument gegen die Unvermeidlichkeit der technologischen Singularität und teilweise auch gegen die technischen Modelle einer synthetischen Evolution beruht auf der Komplexitätstheorie. Das ist eine mathematische Theorie, die die Schwierigkeit der Lösung verschiedener Berechnungsprobleme beschreibt. Wenn es uns nicht gelingt, Maschinen zu bauen, die auf bisher nicht existierenden Berechnungsmethoden beruhen, dürften aufgrund der begrenzten Leistungsfähigkeit des Computers selbst exponentielle Verbesserungen nicht weiterhelfen.
Aber wir leben in exponentiellen Zeiten und eine exponentielle Erhöhung der Rechenleistung (evtl. durch Quantencomputer) wird es uns anscheinend erlauben, die Entwicklung der folgenden Generationen von Maschinen abzuwarten.

Die technische Singularität könnte auch deshalb ausbleiben, weil die Gesellschaft, die sie anstrebt, auf dem Weg dazu aus irgendwelchen Gründen zusammenbricht. Es wäre dann sozusagen die ultimative Komplexitätsbremse, der Komplexitätskollaps.

Letzten Endes ist das menschliche Bewusstsein die Komplexitätsbremse schlechthin und greift man in dieses ein, siehe LSD, kommt es auch zum Crash. Superintelligente Maschinen könnten uns dank unseres Einfallsreichtums auch mit eigenwilligen Methoden zur Erreichung ihrer Ziele überraschen. Nehmen wir beispielsweise an, wir geben einer künstlichen Intelligenz die Anweisung, den Krebs zu besiegen. Eine Methode, um dieses Ziel zu erreichen, bestünde darin, alle potenziellen Wirtsorganismen zu zerstören, also die Menschheit auszurotten.

Elegant wäre es, wenn eine künstliche Intelligenz, beispielsweise für weises Regierungshandeln oder überhaupt, nur dann Optimierungen zulässt und Eliminierungen angeblich unangenehmer Dinge (des Bösen, der Tragödie, der Krankheiten) tun darf, wenn es nicht mit unerträglichen Nachteilen für andere Systemkomponenten und Individuen verbunden ist. Eine Superintelligenz, die den Auftrag bekäme, das Glück zu optimieren, das Leid zu eliminieren, würde ansonsten mit hoher Wahrscheinlichkeit die Basis der Existenz des Lebens zerstören. Die Verschmelzung von Kybernetik, Informationstechnologie und Biotechnologie kann also den Evolutionsprozess nicht nur optimieren, sondern auch zum Kollaps bringen – bis hin zur

Abstraktion der Zellen und der Körper und ihrer Affekte im Reich der Zeichen.

Wenn das geschieht, existiert der Mensch nur noch als Unterstützung der technischen Strukturen der Gesellschaft.

Die theoretischen Folgen einer synthetischen Evolution – ein Rückblick aus einer nicht allzu fernen Zukunft

Als im Ergebnis der Aufklärung und der scheinbaren Emanzipation von der Natur unter dem Druck der diversen Globalisatoren und Regulatoren während der Klimakrise einige Menschen sich zu Planetenmanagern erhoben und die künstliche Intelligenz erfunden war, die keine Ahnung von Ursache und Wirkung hatte und kein Bewusstsein, begann die Kontrolle der Gesellschaft und der Zellen des Menschen. Aber es fehlte an Weisheit und Respekt und auf einmal waren die Zellen weg. – Bei dem Versuch, die Grundlagen des Lebens zu kontrollieren und die Zellen zu optimieren, hatten die natürliche Evolution und das von ihr geschaffene Bewusstsein Konkurrenz erhalten. Das vom Menschen zu verantwortende Anthropozän griff immer stärker und häufiger ein, die Künstlichkeit nahm zu. Die natürlichen Träger des Bewusstseins verabschiedeten sich. Wo Götter waren, sollten Menschen werden. Wo Menschen sind, nimmt Künstlichkeit zu. Was künstlich geschaffen wird, wird künstlich beendet werden. Das war der Endpunkt der entfesselten Moderne.

Die viralen Globalisatoren und was sie nach sich zogen, waren der Einstieg in die Etablierung der pandemischen Überwachungsgesellschaft. Höchst fragwürdige Variablen drangen in die Menschen und ihre Zellen ein. Der Mensch wurde digitalisiert, kontrolliert, immunisiert. Der Staat hatte die Gesellschaft mit einer Technologie des Misstrauens überzogen. Der Vertrauensverlust war enorm, aber den meisten egal. Es kam zur algorithmischen Kontrolle aller Lebensbereiche.

Todesalgorithmen, ursprünglich entwickelt für das automatisch fahrende Automobil, kontrollierten alle Lebensbereiche. Und so entschieden diese dann über Tod und Leben. Es war zur Tragödie geworden, die Tragödie abschaffen zu wollen. Die algorithmische Synchronisation des Lebens hatte das gute Leben zerstört.

Wirklichkeiten wurden als Ersatz für Sinn und Zukunft simuliert: Es entstand der Homo digitalis, er lebte in einer synchronisierten Welt ohne private

Sphären. Alle Daten konnten gegen jeden und für alles verwendet werden. Es kam zum Ende des Wesentlichen, zum Ende des Schönen, zur totalen Kontrolle der genetischen Ressourcen.

Das Redesign von Säugetiergenomen war das Ende des Humanen. Die Genscheren wurden auf multiple Sequenzen angesetzt. Automatisierte Verfahren konnten unterschiedliche Positionen in einer einzigen Zelle umschreiben und *optimieren*. Organe und Gewebe entstanden aus der Züchtung. Die Naturgeschichte des Menschen endet mit der Algorithmisierung.

Es entstand eine dystopische Diktatur ungeahnten Ausmaßes. Erst hatte er sie verlassen, dann hatte die Evolution den Menschen hinter sich gelassen, Gesellschaft und Politik wurden der technophilen Hysterie und dem Allmachtstreben von Softwareingenieuren ausgesetzt. Sie antworteten darauf mit Phasen der Infantilisierung und Ignoranz der Komplexität.

Die Erkenntnis aus der Befürchtung

Das Paradox der Souveränität zeigt sich besonders beim Problem der konstituierenden Gewalt in Verhältnis zur konstituierten Gewalt. Für konstituierte Gewalt steht im deutsch-juristischen Sprachgebrauch die verfassungsgebende Gewalt, während für die konstituierte Gewalt die Verfassung selbst steht. Dieser Gegensatz hat in seiner Aktualität nichts eingebüßt, siehe die Hilflosigkeit unserer Verfassungsgerichte und Richter. Walter Benjamin hat diese Tendenz bereits kurz nach dem 1. Weltkrieg kritisiert, indem er das Verhältnis zwischen konstituierender Gewalt und konstituierter Gewalt als dasjenige zwischen rechtsetzender und rechtserhaltender Gewalt darlegte: *»Schwindet das Bewusstsein von der latenten Anwesenheit der Gewalt in einem Rechtsinstitut, so verfällt es. (...) Dazu bilden in dieser Zeit die Parlamente ein Beispiel.«* Sie bieten das bekannte jammervolle Beispiel, weil sie sich der revolutionären Kräfte, der wir ihr Dasein verdanken, nicht mehr bewusst sind. Ihnen fehlt der Sinn für die rechtssetzende Gewalt, die an sich in ihnen repräsentiert sein sollte. Kein Wunder, dass sie zu Beschlüssen, die dieser Gewalt würdig wären, nicht mehr gelangen, sondern Kompromisse für die vermeintlich gewaltlose Behandlung politischer Angelegenheiten pflegen.

Hanna Ahrendt beschreibt in ihrem Buch über die Revolution, wie in Revolutionsvorgängen das Bedürfnis nach einer Souveränitätsinstanz auftaucht.

Carl Schmitt betrachtet die konstituierende Gewalt als einen politischen Willen, dessen Macht oder Autorität imstande ist, die konkrete Gesamtentscheidung über Art und Form der eigenen politischen Existenz zu treffen.

Bei Hobbes ist das Fundament der souveränen Macht nicht in der freiwilligen Abtretung des Naturrechts vonseiten der Untertanen zu suchen, sondern darin, dass das Souverän sein Naturrecht bewahrt, gegenüber jedem alles zu tun, was sich dann als Recht zu strafen darstellt und dies, schreibt Hobbes, sei der Grund des vom Staat ausgeübten Strafrechts. Die Untertanen gaben dem Staat dieses Recht nicht; nur durch die Aufgabe ihres Rechtes räumten sie die Macht ein, sein eigenes Recht nach seinem Gutdünken zum Schutz aller anzuwenden. So wurde es allein ihm überlassen, jedoch nicht übertragen.

Souveränität gründet in Wahrheit also nicht auf einem Vertrag, sie gründet in der ausschließlichen Einschließung des Naturlebens in den Staat.

Was wir heute vor Augen haben, ist ein Leben, das als solches einer nie da gewesen Gewalt ausgesetzt ist. So kommen wir zum Lager als dem biopolitischen Paradigma der Moderne.

Hannah Ahrendt schrieb 1950 in einem sozialwissenschaftlichen Projekt zur Erforschung der Konzentrationslager: *Das oberste Ziel aller totalitären Regierungen ist nicht nur das langfristige Streben nach globaler Lenkung, dem freiwillig nachgegeben wird, sondern der nie erlaubte und sofort umgesetzte Versuch der totalen Herrschaft über den Menschen. Die Konzentrationslager sind die Laboratorien für das Experiment der totalen Herrschaft; denn dieses Ziel kann, da die menschliche Natur das ist, was sie ist, nur unter den extremen Bedingungen erreicht werden* (Arendt, *Social Science Techniques and the Studies of Concentration Camps, Essays in Understanding 1930-1954,* ed. Jerome Kohn, New York, San Diego).

Nur weil die Politik eine vollständige Biopolitik geworden ist, hat sie sich in einem bisher nicht gekannten Maße als totalitäre Politik konstituieren können.

Der Niedergang des Nationalstaates und das Ende der Menschenrechte

Die geopolitischen Erschütterungen infolge der Weltkriege haben das Konzept des Nationalstaates in eine dauerhafte Krise geführt. Es tauchen mit den Faschismen und den Nazismen biopolitische Bewegungen auf, die das natürliche Leben zum Ort der biopolitischen Entscheidungen schlechthin machen.

Bestärkt wird dies durch die immens zunehmende Zahl von Flüchtlingen, die in unserem Jahrhundert nicht aufgehört hat zu wachsen und in der Ordnung des noch vorhandenen Nationalstaates ein störendes Element darstellen. Sie unterbrechen die Kontinuität zwischen Mensch und Bürger, zwischen Territorialität und Nationalität. Der Flüchtling, der den Abstand zwischen Geburt und Nation zur Schau stellt, bringt auf der politischen Bühne für einen Augenblick das nackte Leben zum Vorschein.

Letztlich können die humanitären Organisationen, die heute mehr und mehr zu den nationalen Organen aufrücken, das menschliche Leben jedoch nur in der Form des nackten Lebens erfassen.

Was künstlich geschaffen wird, wird künstlich beendet werden.

Lager, Schutzhaft, Quarantäne

Was in den Lagern geschehen ist, übersteigt den rechtlichen Begriff des Verbrechens dermaßen, dass bis heute unterlassen worden ist, die spezifisch juristisch-politische Struktur zu betrachten, in der diese Ereignisse stattgefunden haben.

Das Lager ist schlicht der Ort, an dem sich der höchste Grad der Conditio inhumana verwirklicht hat, die es je auf Erden gegeben hat.

Es ist bekannt, dass die rechtliche Grundlage der Internierung nicht das gemeine Recht ist, sondern die Schutzhaft, ein Gesetz preußischer Herkunft, das die Nazis bisweilen als *präventive Polizeimaßnahme* klassifizierten. Das rechtliche Fundament der Schutzhaft war die Ausrufung des Ausnahmezustandes mit der entsprechenden Aufhebung derjenigen Rechte der deutschen Verfassung, die die persönlichen Freiheiten garantierten. Die konstitutive Verbindung zwischen Ausnahmezustand und Lager kann für ein richtiges Verständnis der Natur des Lagers gar nicht überschätzt werden.

Hanna Ahrendt hat einmal bemerkt, dass in den Lagern, die die totalitäre Herrschaft tragen, was der gesunde Menschenverstand anzuerkennen sich weigert, voll ans Licht kommt, dass alles möglich ist.

Das Wesen des Lagers ist also die Materialisierung des Ausnahmezustandes. Die fundamentale Leistung der souveränen Macht ist die Produktion des nackten Lebens.

Das Lager und nicht der Staat ist das biopolitische Paradigma des Abendlandes. Er bezeichnet sich nur als solchen.

In seiner extremen Form stellt sich der biopolitische Körper des Abendlandes an der Schwelle der absoluten Ununterscheidbarkeit zwischen Faktum und Recht, Norm und biologischem Leben dar. Jeder der versucht den politischen Raum neu zu decken, muss von dem klaren Bewusstsein ausgehen, dass wir von der Unterscheidung zwischen privatem Leben und politischer Existenz, zwischen dem Menschen als einfachem Lebewesen und dem Menschen als politischem Subjekt, nichts mehr wissen.

Von den Lagern gibt es keine Rückkehr zur klassischen Politik und die Möglichkeit, zwischen unserem biologischen Körper und unserem politischen Körper zu unterscheiden, und zwischen dem, was nicht mitteilbar und stumm, und dem, was mitteilbar und sagbar ist, ist uns ein für alle Mal genommen.

Die aktuelle Variante des Lagers könnte so aussehen:

Ein weiterer Rückblick aus einer möglichen Zukunft

Heuschreckenschwärme und Viren erschütterten die Welt im Jahre 2020. Die Regierungen versprachen der Bevölkerung maximalen Schutz und schränkten zunächst die Beweglichkeit ein. Zunächst hatten sie den Terroristen als Gefährdung erfunden, später stellten sie fest, dass der Kampf gegen Viren durch Verhängung des Ausnahmezustandes die ultimative Quelle der Macht war.

Es begann die Zeit des Regierens im und durch den Ausnahmezustand. Der Bürger wurde entweder als potenzieller Terrorist angesehen oder als Seuchenherd. Die Bürgerrechte gerieten unter die Herrschaft des Verdachts und konnten ebenso wie die Beweglichkeit durch Verhängung des Ausnahmezustandes kostenlos abgeschaltet werden. Die Kosten trugen die Opfer.

Das Recht auf die Vermutung der Unschuld und Privatsphäre war zerstört. Die Bürger konnten jederzeit per Handy geortet werden und erhielten Anweisungen per SMS oder durch sprechende Drohnen, die sie beim Verlassen von Räumen aus der Luft überwachten, notfalls auch ausschalten konnten.

Die Herrschaft der Angst und des Ausnahmezustandes bediente sich selbstverständlich einer

Drohnendiktatur: Drohnen, also fliegende Kameraaugen mit eingebauter Intelligenz, erkannten, registrierten, überwachten und verfolgten jeden. Sie verfügten über eine Gesichtserkennung, konnten sich in jedes Netzwerk und jede Datenbank einloggen und prüften den Abstand, den die Menschen zu bestimmten Zeiten voneinander einhalten mussten. – Wer nicht genügend Abstand hielt, wurde ermahnt oder in Quarantäne geschickt.

Der Mensch tat nur noch, was den Überwachungsalgorithmen gefiel: Selbstzensur rund um die Uhr. Gelegentlich tauchten die Drohnen auch in Schwärmen auf, wie Heuschrecken, und niemand konnte sich verstecken: Es gab keine Privatsphäre mehr.

Begonnen hatte alles mit der Übernutzung und Belastung der Lebensräume, der Böden, der Gewässer und der Luft. Die Viren kamen und gingen, gefährliche oder verordnete. Sie konnten das öffentliche Leben zum Erliegen bringen, indem aus Virologen Demagogen wurden, die die Politik mit Prognosen über zu erwartende Pflegefälle und Letalitätsraten auf dem Laufenden hielten. Die Bevölkerung wurde in Realtime informiert. – Der Ausnahmezustand, auf den uns die Regierungen seit geraumer Zeit mithilfe von Epidemiologen einschworen, wurde zum Normalzustand.

Es gab in der Vergangenheit schlimmere Epidemien, aber niemand hätte jemals daran gedacht, deshalb einen Notstand wie den jetzigen auszurufen, der uns daran hinderte, uns frei zu bewegen und die notwendigen Abhilfemaßnahmen selbst zu organisieren. Eine Gesellschaft, die im ständigen Ausnahmezustand lebt, ist keine freie Gesellschaft mehr. In diesem Zusammenhang wunderte es auch nicht, dass permanent beispielsweise das Wort *Krieg* in den Mund genommen wurde.

Richtig ist, dass die Notmaßnahmen uns de facto zwangen, unter den Bedingungen einer Ausgangssperre wie im Krieg zu leben. Tatsächlich herrschte dann bald ein Bürgerkrieg. Die Wirtschaft mehrerer Länder war implodiert.

Besorgniserregend war in erster Linie, was danach kommen würde, denn so wie frühere Kriege den nachfolgenden Friedenszeiten eine Reihe unheilvoller Technologien hinterlassen haben, so würden sehr wahrscheinlich auch nach diesem Notfall der öffentlichen Gesundheit jene Experimente fortgesetzt, die die Regierungen vorher nicht durchzuführen wagten. Sei es, dass Universitäten und Schulen geschlossen würden, sei es, dass der Unterricht nur noch online stattfinden würde, sei es, dass man endlich einmal aufhören würde, sich zu versammeln und über politische und kulturelle

Angelegenheiten zu reden, sei es, dass es ganz normal würde, staatliche Zwangsmaßnahmen aller Art permanent anzuordnen und zu akzeptieren.

Neben der Wahrheit starb die Zivilcourage; es entstand im Handumdrehen der Corona-Mensch. Vorbei waren die Fragen nach dem Datenschutz. Er gab dankbar alles von sich preis: wem er nahe oder zu nahe kam, was er sprach und dachte, wie, wohin und wie oft er sich bewegt. – Sein Temperaturprofil. So konnten die Welt-Pandemie-Organisation und ihre lokalen Statthalter jene Personen identifizieren, die mit einem Infizierten Kontakt hatten. Bei *Novel Corona* funktionierte das nach wenigen Wochen.

Als die Angst abflaute, wurden neue Viren entdeckt: Auf *Corona 19* folgte *Corona 20* und später *Corona 21*. Die Preise der Anbieter von Nucleosid-Analoga explodierten. PCR-Chemikalien waren knapp und teuer. Die Preise für die technologischen Plattformen waren wie immer oligopolistisch gesteuert.

Nach dem Shutdown erholte sich die Wirtschaft nie wieder. Die Steuereinnahmen waren um 60 Prozent geschrumpft, Schulden und Inflation explodierten. Hungersnöte drohten, da Heuschrecken, Hitze, Insektizide und Pestizide der Landwirtschaft den Rest gaben.

Ein leichter Lichtblick war synthetisches Fleisch, entstanden aus Rinderstammzellen, die entlang einer Matrix aus Sojafasern Proteine bildeten. So musste der Corona-Mensch wenigstens nicht mehr so viele Tiere quälen oder schlachten.

Die Märkte waren kaputt, die Kaufkraft zerstört. Es schlug die Stunde der geplanten Wirtschaft. Unter der Last der Schuldenberge und der Regulierungen brachen die bisherigen Währungen zusammen. Ein sog. *Grundeinkommen* wurde geschaffen. Es erlaubte ein kontrolliertes Vegetieren. Den Rest besorgte man sich gar nicht oder durch Tauschhandel.

Macht hat jener, der den Ausnahmezustand zu verordnen vermag. De facto wurde unter dem Deckmantel der Epidemie ein Staatsstreich gegen den freien Bürger versucht, damit sich die Verantwortlichen für frühere Missstände straffrei davonschleichen konnten. Wir hatten deshalb keine echte pandemische Krise, sondern eine Verfassungskrise mit Entmachtung des Souveräns. Dies war de facto ein Staatsstreich.

Lassen Sie uns einen Blick in das Jahr 2050 werfen: Warum ist uns das alles aus den Händen geglitten? War es diese junge schwedische Frau, die

die Welt beschuldigte, ihre Kindheit gestohlen zu haben? Ich weiß es nicht, aber es ist danach alles außer Kontrolle geraten …

Der Klimawandel hat die Menschheit dahingerafft, Wissenschaftler haben uns gesagt, dass sich die Erde in den kommenden Jahren um ein paar Grad Celsius erwärmen würde und es wurden Maßnahmen erforderlich. Schulkinder gerieten in Panik, gingen zu Demos, streikten, besetzten Bankfilialen, angeführt von dieser jungen Schwedin. Immer, wenn sie sprach, herrschte Weltuntergangsstimmung unter ihren Anhängern. *»Der Planet brennt«*, sagten sie uns. Dann kamen die Viren …

Wir haben die Warnung gehört, wir haben sie geglaubt, wir haben sie weiterverbreitet, denn sie hatte recht: In Australien brannte 2020 der gesamte Busch. Schuld war der Klimawandel. In Europa wüteten Stürme. Schuld war der Klimawandel. Niemand konnte ihn sehen, man konnte ihn weder fühlen, noch riechen, doch wir wussten alle, dass er da war.

Unter diese Kinder mischten sich dann die Autoritären und die Revoluzzer kamen hervor. Sekundiert wurden sie von Presse und Politik. Was kommen würde, war schon lange bekannt, denn die Menschen wurden ungeduldiger. *»Falls wir dieses Zeitfenster nicht nutzen, müssen wir unsere*

Demokratie gegen unser Leben auf dem Planeten abwägen«, sagten sie.

Dann war es soweit: Der Umbruch erfolgte; die Corona-Viren waren der Anlass.

Zuerst wurde der Notstand ausgerufen, am Anfang versuchte man es noch mit halbwegs demokratischen Mitteln. Es wurden Kommissionen gebildet, die dann den Individualverkehr und die Beweglichkeit angriffen und schließlich die Schlacht gewannen: Die Mobilität wurde eingeschränkt, denn es waren keine Alternativen da; die Gas- und Kohlekraftwerke wurden abgeschaltet, danach die Kernkraftwerke. Den großen Konzernen wurden Klimasteuern auferlegt, die Produktion von allen Produkten, die CO_2-Emissionen verursachten, wurden verboten, die Wirtschaft kollabierte, der Energiehaushalt auch.

Zwar gab es Politiker, die zur Ruhe aufriefen und den Lauf der Dinge verlangsamen wollten, aber eben nur wenige. *»Demokratie ist die schlechteste aller Regierungsformen, abgesehen von all den anderen, die von Zeit zu Zeit ausprobiert worden sind«*, sagte Churchill. Aber das waren die weisen Worte eines alten Mannes, die nichts mehr zählten.

Die Produktionsmittel wurden verstaatlicht, der Bürger entmündigt, alles war erlaubt, denn der

Planet brannte und ein Virus folgte dem anderen. Die Klimajugend wurde zum neuen Proletariat und wir alle mit. Der Ausnahmezustand ersetzte die Demokratie, der Alarmismus ersetzte alles Rationale, der Wohlstand ging dahin. Die Folgen des Verlustes der früher gewohnten Normalität waren schrecklich, das Regieren furchtbar. Menschen wurden einfach in Infizierte oder Nicht-Infizierte eingeteilt oder schlimmer noch: in angeblich Infizierte und Nicht-Infizierte in Geimpfte und Nicht-Geimpfte. Wer sich nicht immunisieren ließ, durfte die Kontrollzonen nicht verlassen.

Es gab auch Menschen, die den Wahnsinn glaubten oder ihm erlagen. Am schlimmsten waren jene Politiker und sog. *Wissenschaftler*, die den verlogenen Fakten glaubten. Neutrale Informationsquellen gab es kaum noch, zumindest zeitweise gar nicht mehr, denn das Recherchieren war praktisch unmöglich geworden. – Fake News erzeugten Fake News.

Es wurden unaufhörlich Apps erfunden und in Umlauf gebracht; am schlimmsten war die, die die algorithmisch gesteuerte Quarantänisierung von Menschen und Haustieren ermöglichte. Erst- und Hauptnutzer waren die Chinesen und die Israelis. Proteste bei den Verfassungsgerichtshöfen waren sinnlos. Wer es dennoch tat, landete in der psychiatrischen Verwahrung und wurde ruhiggestellt. Die meisten Mitglieder der Rechtspflege hatten selbst Angst angesteckt zu werden, wenn sie es denn nicht schon vorher waren. Sie überboten sich gegenseitig in Feigheit. Wer protestierte oder gar Klage bei den angeblich die Verfassung schützenden Gerichten einreichte, erhielt Besuch vom Staatsschutz.

Die Verhängung des Ausnahmezustandes war die ultimative Quelle der Macht. Eine App, die Fake News erkannte, wurde verboten und führte bei den Nutzern zur digitalen Auslöschung.

Die digitalen KZ-Bedingungen, unter denen weite Teile der Weltbevölkerung vegetierten, waren schlimmer als die Todesstrafe. Viele Menschen benötigten permanent Drogen. Eine seriöse medizinische Versorgung fand nicht mehr statt. Planwirtschaftlich handelnde Amtsärzte gaben Befehle und kooperierten mit Pflegerobotern. Es kam zum Senizid. – Was künstlich geschaffen wurde, konnte künstlich beendet werden.

Auch Zieldrohnen erfreuten sich großer Beliebtheit, man kam mit der Produktion nicht nach. Es gab sie von Heuschreckengröße bis zur fliegenden Vakuumbombe. Die Drohnen waren das Destillat der Grausamkeiten aller früheren Kriege. Ethische Regeln für ihre Anwendung gab es nicht mehr.

Die sog. *Genfer Konventionen* waren dahingeschmolzen wie die Kaufkraft der Währungen. Der Lächerlichkeit preisgegeben. In kurzer Zeit ferne Erinnerung. Aus, vergessen, vorbei.

Julian Assange war längst tot. Man hatte nicht auf ihn gehört und war zur Tagesordnung übergegangen. Sein Schicksal war der Vorläufer des Schicksals gewesen, das nunmehr nahezu alle nahmen, die sich nicht rechtzeitig dem Zugriff durch die digitalen Neofaschisten entzogen hatten.

Produziert werden durfte nur noch CO_2-frei, aber woher die Ressourcen nehmen und woher die Kraft und woher den Strom? Kernkraft oder fossile Energie gab es nicht mehr. Die Geschichte wiederholte sich. Der Staat, um von seinen Unzulänglichkeiten und seiner Unfähigkeit und seinen Verbrechen abzulenken, beschwor Geschichten von angeblichen Aufwieglern, die Masse machte wieder mit und die Verräter mussten verschwinden. Traurig, brutal, aber notwendig. Man hatte keine Zeit für Verhinderer der klimaneutralen Gesellschaft. Es gab Krieg.

Klimakommissionen wurden zu Kriegsräten, Italien machte nicht mehr mit, zu groß die Armut der Bevölkerung. Großbritannien und Irland folgten kurz darauf. *»Nicht tolerierbar«*, sagten die anderen Länder. Schließlich brannte der Planet und da hatten alle am gleichen Strick zu ziehen.

Nutztiere und Haustiere wurden getötet, man habe keine Zeit mehr für Nachsicht und Befindlichkeiten, die Welt stehe am Abgrund. In Asien grassierten Epidemien, es kam zu riesigen Flüchtlingswellen. In Europa macht man die Grenzen dicht. Die Dezimierung war erwünscht, weniger Menschen zwar, dafür aber ein besseres Klima.

So zogen die Jahrzehnte ins Land. Nationen fielen, neue entstanden, globalisierte Produktion, internationaler Handel, wissenschaftlicher Fortschritt waren nicht mehr vorhanden. Nur noch Biowaffen- und Impfstoff-Forschung.

Die Menschheit hatte sich halbiert und dann kam das Jahr 2050 und die Stunde der Wahrheit: Es war nicht ein Grad wärmer geworden, ein Sieg für die Menschheit, man hatte den Kampf gegen den Klimawandel gewonnen. Die Menschheit feierte ein Fest auf einem Trümmerhaufen, aber immerhin: Der Planet brannte nicht mehr.

Es wurden Ökosysteme durch Agrarsysteme ersetzt, es wurden Techniken zur Steuerung der Wanderungsbewegungen der Menschen eingesetzt. Diese konnten im Ansatz durch Verhängung von Ausgangsbeschränkungen und Notstandsverordnungen unterbunden werden. Die Ausübung von Macht und Souveränität beruhte darin, den Ausnahmezustand verhängen zu können. Im Ergebnis entstand Recht aus dem Unrecht. Zuvor war das Recht durch den Verlust der Unschuldsvermutung und der Privatsphäre immer mehr ausgehöhlt worden. Die rechtsfreien Räume waren immer größer geworden. Statt Recht zu sprechen, wurden Vergleiche angeordnet oder Deals unter Ausschluss der Transparenz ausgehandelt. Die Gerichte hatten sich zu Geldwaschanlagen degradiert. Sinnlose Klagen waren angenommen worden, die Dauer sinnvoller Verfahren wurde immer länger. Am Ende war die Würde des Rechtsstaates in Gefahr oder teilweise schon verloren gegangen. Im Ergebnis konnte das Recht keinen Rechtsfrieden mehr schaffen und den Menschen nicht mehr dienen.

Die Mächte des Kapitals, der Technologie und des Militärs, aber auch Privatleute bedienten sich der sozialen Medien und der Bilderkennungssoftware, um sich gegenseitig digital zu überwachen und zu beeinflussen. Die Diktatur der Algorithmen war allgegenwärtig. Symbolische und materielle Auslöschung gingen Hand in Hand. Selbstverständlich regierte der Unsicherheitsstaat mithilfe von Sicherheitskabinetten.

Dabei hatte alles so schön begonnen ... Vor mehreren Milliarden Jahren mit Urknall: Aus der Energie entstanden Materie und Raum. Offensichtlich entstanden dabei auch Atome, die sich bereits im Weltall zu Molekülen zusammenschlossen. Auch das Wasser entstand.

Wenn diese Moleküle nicht durch die Unendlichkeit reisten, sondern sich zusammen mit Wasser auf Planeten niederließen, konnten reproduktionsfähige Organismen entstehen, solange, bis aus diesen Molekülen Wesen wurden, die über sich selbst nachdenken konnten.

Die Entwicklungsgeschichte der damit verbundenen Informationen nennen wir Evolution. An der Wiege dieser Evolution standen jene Moleküle, die in der Lage waren, so zu kooperieren, dass daraus Zellen entstanden. Für Zellen gibt es einen Bauplan und eine Art Baumeister, die Fähigkeit mit Faktoren außerhalb der Zelle zu kommunizieren. Mit den Molekülen entstand die Physiologie des menschlichen Lebens.

Als Zellen einander erkennen konnten, entstand Vereinigung und später sogar Bewusstsein, es entstanden Zellverbände, Menschenverbände, die Landwirtschaft wurde erfunden.

Dann wurde die Schrift erfunden und zusammen mit der Erinnerung wurden Geschichten erzählt oder aufgeschrieben und aus den Geschichten entstand Geschichte.

Inzwischen ist die Geschichte dem menschlichen Verständnis davongelaufen und Kafka, der große Geschichtenerzähler, erschafft Figuren, die von einer anonymen Technologie überwältigt werden.

An der Schwelle vom 19. zum 20. Jahrhundert kam es jedoch zu einigen Entwicklungen, die dann im 21. Jahrhundert kulminierten: die Beschleunigung der Welt durch Karbonisierung, die Fähigkeit, das Atom zu spalten.

Bald darauf war dann auch der Zugriff auf die Zelle möglich: mithilfe der Genschere Crisper Cas konnte diese verändert, manipuliert, optimiert und versklavt werden. Es entstanden hyperintilligente aber amoralische Humanoide; humanoide Arbeits- und Denk-Drohnen, deren Denken jedoch stets mit dem Zentralcomputer vernetzt war. Er war der große Vorsitzende. Er wusste und sah alles, nur wesentlich effizienter und global. Er urteilte und verurteilte. Rufmord wurde durch die digitale Auslöschung ersetzt. Die Moleküle wurden recycelt. Himmler und Hitler waren nur Vorläufer er systematischen Auslöschung des Ungewollten.[2]

Angesichts der Eingriffsmöglichkeiten in die Signalketten der Zelle musste man sich fragen, ob

Chargaff recht hatte, als er in seinem Buch Das Feuer des Heraklit ausführte: Zwei verhängnisvolle wissenschaftliche Entdeckungen haben unser Leben gekennzeichnet: 1. die Spaltung des Atoms; 2. die Aufklärung der Chemie der Vererbung. In beiden Fällen geht es um Misshandlung eines Kerns: des Atomkerns und des Zellkerns. Wir wissen nur teilweise, wie Zellen funktionieren, wir versuchen aber, sie zu kreieren und zu manipulieren.

Später kam die Manipulation der Masse durch Daten hinzu. Man verkaufte es unter dem Aspekt des Steuerns und des Regelns. Es entstanden Hybride und Androide.

An die Stelle der Souveränität der Verführung und des Sich-Verführen-Lassens trat die künstliche Befruchtung. Unter dem Verlust der Qualität entstanden Quantität und das dritte Geschlecht. Die Polarität der Sexualität wurde abgeschafft. Die hypothalamischen Kreisläufe waren andere. Durch Eindringen in die Zellkerne hatte sich der Mensch selbst ermächtigt. Es erfolgte die Umsetzung, eine chaotische Zeit; es wurde Biopolitik betrieben: Mit Crisper Cas wurde Genomic Editing betrieben und so Designer-Babys erzeugt. Zellen und Körper wurden optimiert. Parallel dazu wurde mithilfe der Viren Nekropolitik betrieben.

Selbstverständlich wurde dann ein Recht auf Selbsttötung am Lebensende beschlossen. In Zusammenhang mit der In-vitro-Fertilisation der Biopolitik und der Euthanasie auf Krankenschein muss angemerkt werden: Was künstlich geschaffen wird, muss künstlich beendet werden können.

Bei dem Bemühen, Zellen und Menschen zu optimieren, wurde relativ rasch aus Biopolitik Nekropolitik. Die Digitalisierung löste derartige Rationalisierungsschübe aus, dass die Finanzkreisläufe zusammenbrachen. Geld war nur noch ein Versprechen, die Toleranz ging verloren, die Systeme der Sicherheit waren geschwächt, die Wirtschaft bestand aus Oligopolen und Monopolen, die Ökologie wurde der Gier geopfert, das Recht wurde verraten und verkauft, die Moral war beliebig, Verbrechen lohnten sich.

Im Projekt der Moderne entstand Geschichtslosigkeit. Die Dinge liefen der menschlichen Beeinflussbarkeit davon. Künstliche Algorithmen, die nicht zwischen Ursache und Wirkung unterscheiden konnten, übernahmen die Gesellschaftsentwürfe: Die Gesellschaft war endgültig zum Markt geworden, der einzelne Mensch wurde entmündigt und zur Kafka-Figur, die in einem selbstfahrenden Auto dorthin fuhren, wo ein anderer Algorithmus es für angebracht hielt.

Wir leben nun also in der Zeit der posthumanen Wende. Offene Zukunft und Hoffnung sind rare Güter geworden.

Wir wissen inzwischen, dass die Verhängung des Ausnahmezustandes der Verhinderung von Souveränität und Widerstand dient und warum die Verhängung des Ausnahmezustandes durch anonyme Mächte gefährlich ist, denn der Mensch ist ein metaphysisches Wesen. Er wird definiert durch die Endlichkeit seiner Existenz. Erfasst er diese, und dazu ist jeder Mensch in der Lage, bekommt er Angst.

Das Wissen um die eigentliche Endlichkeit, das den Menschen als ein in die Welt geworfenes Dasein auszeichnet, wird ihm über die Angst vermittelt. Diese gibt ihm den Auftrag, seine jeweils ganz eigenen Seinsmöglichkeiten zu ergreifen, falls er diese erkennt. Heidegger nannte dieses Ziel die Eigentlichkeit des Menschen. An der Realisierung dieses Zieles kann er durch den Ausnahmezustand gehindert werden.

Der Mensch darf also nicht von Staats wegen in Angst versetzt oder von der Realisierung seiner Eigentlichkeit abgehalten werden. Die Aufgabe guter Politik und der reinen Philosophie besteht gerade darin, dem Menschen die wahren Abgründe seiner Angst offen zu halten und ihn so im eigentlichen Sinne zu befreien. Dies war auch das Ziel Platos, als er forderte, dass Philosophen die Herrscher sein sollten.

Kennen Sie einen Politiker, der zu philosophieren vermag oder Respekt vor den Abgründen des Seins hat? Nein, die Politiker vertrauen auf Algorithmen, beziehen ihre Macht aus der Möglichkeit, den Entwicklungsgang des modernen Menschen zu manipulieren.

Könnten wir noch mal in der Zeit zurückreisen, um die Dinge zu ändern, dann ginge es in jenem Frühjahr des Jahres 2020 um nicht mehr und nicht weniger als die Zukunft des Menschseins: Das Regieren im Zustand des Ausnahmezustandes muss beendet werden, solange es noch möglich ist. Gesetze, die zu diesem Zwecke geschaffen wurden, sind unter Vorbehalt zu stellen und zu überprüfen. Selbstermächtigungen und Algorithmen sind zu überprüfen. Die Optimierung des Lebens und seiner Träger ist einzuschränken und unter Genehmigungsvorbehalt zu stellen. In das Bewusstsein darf nicht biotechnologisch eingegriffen werden. Wir müssen die Angriffe der Gegenwart auf die Zukunft überwinden und verhindern, denn die Zukunft muss offenbleiben. Das Bewusstsein und die zelluläre Matrix dürfen nicht durch die Macht der Nekropolitik manipuliert werden.

Nichts ist so wertvoll wie die Hoffnung, die Freiheit und eine offene Gesellschaft. Es ist eine Tragödie, die Tragödie abschaffen zu wollen, denn damit wurde dem Bemühen um ein sinnvolles Dasein letztlich ein Ende gesetzt.

Alles hatte mit der digital gesteuerten Quarantäne-Ökonomie begonnen. Danach war das Glück zerronnen und auch das Heimweh hatte keine Heimat mehr. – Die Ordnung war beschädigt, die Ruhe zerstört, die Wirtschaft implodiert, die Amtsanmaßung unerhört.

Die virale RNA heftete sich an die Nanostäube der Metropolen. Es war anfänglich verboten gewesen, Masken zu tragen. Die Leute sollten nicht merken, dass es sich um eine Erkrankung handelte, die per Aerosol übertragen wird. Die Nanopartikel reisten kostenlos mit den Jetstreams durch die Atmosphäre. Schneller verbreiteten sich nur noch Gerüchte.

Der Globalisator nannte den Nanostaub den *Paralysator.*

Die früheren Produktionshallen für Flugzeuge und Automobile wurden nicht mehr benötigt. Die Nachfrage nach Öl ging zurück. Andere Rohstoffe waren gefragt: Die Infektionskontrolle erlaubte die

Kontrolle der Zellen. Samen und Zellbanken boomten: Schimären wurden produziert. Es gab synthetisches Fleisch und Schimäre Organe. Friedhöfe gab es nicht mehr, es wurde alles recycelt.

Statt der Parlamente gab es Videokonferenzen. Jeder war gechipt, viele wurden verrückt. Die sog. *Menschen* lebten in einer postpandemischen Gesellschaft und die Erinnerung an das frühere Leben verblasste bald.

In Europa, das zunächst zu zerfallen drohte und dessen Richtern es nicht gelungen war, eine rechtsstaatliche Hygiene wiederherzustellen, entstanden die *Vereinigten Überwachungsstaaten*; anstelle der Freiheitsrechte trat das Infektionsschutzgesetz, das mit Drohnen und polizeistaatlicher Überwachung flächendeckend durchgesetzt wurde.

Das Recht auf körperliche oder seelische Integrität war eingeschränkt. Von der Wiege bis zur Bahre wurden alle biometrischen Daten, erfasst, gespeichert und verfolgt. Stimm- und Gesichtserkennung waren selbstverständlich. Es gab Angst- und Stimmungsindikatoren. All dies erzeugte einen praktisch grundrechtsfreien Zustand. Der Mensch war nackt und der Diktatur der Algorithmen ausgeliefert.

In den Smartcitys war der Verkehr voll automatisiert. Zutritt erfolgte nach Bilderkennung und mit Infektionsschutzausweis. Besonders fortschrittliche Städte hatten ein Aerolsomanagemenent wie in den digitalen Reinräumen eingeführt, denn nichts war gefährlicher als viraler Staub und infizierte Menschen. Als Nebenprodukt fiel auch ein Wassermanagement an.

Für Nahrung musste nicht mehr gearbeitet werden, Aminosäuren und Proteine wurden synthetisch oder in Zellkulturen erzeugt. Somit waren die früheren Tier-KZs nicht mehr nötig und das Gülleproblem hatte sich somit erledigt – anstelle der Tiere wurden jetzt die Menschen entsprechend gehalten.

Es herrschte eine digital geplante Zuteilungswirtschaft, vernetzt mit digitalen Währungen. Anstelle der Souveränität der Partnerwahl und Fortpflanzung war die genehmigungspflichtige In-vitro-Fertilisation getreten. Anstelle schöner Gebäude und der Lebensräume der Natur war die Architektur der Reinräume und der digitalen Unterdrückung getreten.

Die meisten Entscheidungen wurden auf automatisierter Basis getroffen, um festzustellen, wer eine Anstellung bekam, wer wann wo zur Schule oder in den in den Kindergarten ging.

Algorithmen hatten sich immer tiefer und intensiver in unser Leben, in die Zellen und die Gehirne eingeschlichen. Die Digitalisierung stellte eine Technologiefalle[3] dar. Der Mensch konnte bei der Interaktion mit Computern gezwungen werden, neue Identitäten anzunehmen.

Mit Zellen wurde dies schon praktiziert. Erst wurde die Zelle gezwungen, neue Identitäten anzunehmen, dann der ganze Mensch. Die Reparatur von Zellen galt bald als einklagbar, ein entsprechender Nichteingriff als Straftatbestand: Dies war die *Diktatur des Rechts*. In einem totalitären Staat kann die Ausrichtung der Bürger zu einem standardisierten Personentyp erlaubt oder sogar angeordnet werden.

Algorithmus als höherer Bewusstseinszustand?

Die Einschätzung der Geschichte ist dem menschlichen Verständnis davongelaufen. Es ist Zeit innezuhalten und sich neu zu sortieren.

Ein Algorithmus gilt als höherer Bewusstseinszustand, dem alles zu unterwerfen ist und dem tatsächlich alles unterworfen wird, woraus Metamorphosen entstehen – selten zum Guten und Schönen, eher zum Hässlichen und Ambivalenten.
Können die Algorithmen einer künstlichen Intelligenz wahrheitsfähige Ziele definieren?
Wir müssen ein Bewusstsein annehmen dem alles, was einst wirklich war, auch dann noch präsent ist, wenn alles vergangen sein wird. Zu jeder Vergangenheit gehört eine Gegenwart, für die sie Vergangenheit ist. Also muss es, wenn alles das Zeitliche gesegnet hat, noch jemanden geben, der das feststellt.

Die Zerstörung des Bewusstseins durch Algorithmen

Algorithmen operieren wie Roboterwaffen in einem rechtsfreien, ja bewusstlosen Raum. Dennoch geben wir ihnen immer mehr Raum, indem wir sie auch noch unsere Gedanken lesen lassen. *facebook* arbeitet an einem Verfahren, Informationen in das Gehirn einzubringen. Dies ist der Einstieg in die totale Vernetzung und das Ende der Privatsphäre.

Wenn die Gedanken nicht mehr frei sind, ist die Katastrophe vorprogrammiert. Die transhumane Welt ist dann nur noch eine algorithmische. Dieser Grenzenlosigkeit des technisch und biologisch Machbarem müssen wir uns widersetzen. Es ist daher zu fragen: *Überlebt das Gedächtnis* (der Zelle) *die künstliche Intelligenz?*

Es sollte noch einmal geklärt werden, was überhaupt ein Algorithmus ist, denn es handelt sich letztlich nur um eine Methode, an die man sich hält, wenn man etwas berechnet: eine Abfolge von Schritten, mit deren Hilfe Berechnungen angestellt, mathematische und inzwischen auch sonstige Probleme gelöst und Entscheidungen getroffen werden können.

Mittlerweile wird allen Ernstes behauptet, dass Empfindungen, Emotionen und Wünsche nur hochgradig verfeinerte Algorithmen sein sollen, siehe *Homo Deus* von Yuval N. Harari: Er hat die Chuzpe, in seinem Buch Folgendes auszuführen:

Algorithmen steuern das Leben aller Säugetiere und Vögel ... und wenn Menschen, Paviane und Schweine Angst empfinden, dann laufen in ähnlichen Gehirnregionen ähnliche neurologische Prozesse ab. Sehr wahrscheinlich also machen verängstigte Menschen, verängstigte Paviane und verängstigte Schweine ähnliche Erfahrungen. Natürlich gibt es auch Unterschiede. So zeigen etwa Schweine offenbar nicht die Extreme von Mitleid und Grausamkeit, durch die sich Homo sapiens auszeichnet, und auch das Staunen fehlt ihnen, das den Menschen überkommt, wenn er in die Unendlichkeit des Sternenhimmels blickt.[1]

Wenn Sie diese Zeilen lesen, werden Sie verstehen, dass Yvonne Hofstetter, Geschäftsführerin der *Teramark Technologies GmbH*, die also die Gefahren im Umgang mit großen Datenmengen kennt, Angst und Bange wird vor der Allmacht der Algorithmen. Um der Öffentlichkeit die Tragweite der

---

[1] *Homo Deus: Eine Geschichte von Morgen*, C. H. Beck, S. 121

Algorithmen klarer werden zu lassen, schrieb sie einige bemerkenswerte Bücher[2].

Algorithmen waren ursprünglich eine indische Methode des Rechnens, verfeinert vom Araber Al Quasini. Ihre Gefährlichkeit entstand durch die Erfindung der Transistoren, durch die die Rechenoperationen der Algorithmen unbegrenzt fortgeführt werden und praktisch unbegrenzt mit Speicherfunktionen kombiniert werden können. Seitdem das der Fall ist, entsteht eine Soziopathie des Computers: Computer und Algorithmen ziehen Soziopaten, Paranoiker und machtverliebte Menschen oder Organisationen an. Einige von ihnen glauben, die Erde verlassen zu können, respektive die Erde nicht mehr berücksichtigen zu müssen, ebenso wenig wie die Individualität und Würde der Zelle.

Tatsächlich wäre die Erde ohne einige dieser Algorithmen besser. Algorithmen beschleunigen die negativen Seiten des Anthroprozäns. Sie ermöglichen einen Eingriff in die zelluläre Kommunikation. Sie erlauben die Beherrschung der Kommunikation. Sie sind praktisch unbegrenzte Beschleuniger der soziologischen und politischen Metamorphosen des 21. Jahrhunderts und werden nicht nur im militäri-

---

[2] *Das Ende der Demokratie*, C. Bertelsmann, 2016 und *Sie wissen alles*, Penguin, 2016

schen Bereich eingesetzt, wo sie als Aufklärungs- und Freund-/Feind-Erkennungssysteme eine Rolle spielen, Drohnen steuern und Exekutionen durchführen.

In der Kombination aus *BigData* und Algorithmen entsteht der *Fluch der Daten*. Vor dieser Art des digitalen Imperialismus sollte die Gesellschaft geschützt werden.

Algorithmen sind, wie Drohnen auch, Waffen. Sie müssen einem Transparenz- und Akzeptanzgesetz unterworfen werden, denn sie sind das Hauptwerkzeug der Planetenmanager, die sich die Zelle, die Erde und das Weltall unterwerfen wollen.

Der Mensch hat zu Recht Angst vor dem Unkontrollierbaren, er muss aber begreifen, dass auch Algorithmen unkontrollierbar sind, denn es werden immer mehr algorithmisch gesteuerte Roboter erzeugt und bald werden Roboter Roboter bauen können. Damit erreichen Algorithmen eine gefährliche Singularität und dringen in einer Art und Weise in unser Leben ein, die der Einzelne nicht mehr steuern kann. In immer mehr Bereichen des Lebens und der Wirtschaft sind Algorithmen das neue Geschäftsmodell:

Abhören, Speichern und Steuern: Das Ende der Privatsphäre

Auf Kollateralschäden wird keine Rücksicht mehr genommen. Besonders gefährlich ist die Datenfusion, wie sie im Bereich der militärischen Luftfahrt und auch zunehmend in der Medizin mittels Erkennung von Text, Sprache, Bildern und Spektren üblich ist. Das sind keine Glückseligkeitsalgorithmen mehr, sondern kaum noch steuerbare Allmachtsmaschinen.

Die EU arbeitet schon daran, solchen Maschinen eine digitale Persönlichkeit zuzuerkennen und das noch bevor die Persönlichkeitsrechte des Menschen und seiner Zellen vor einer genomischen und proteomischen Manipulation durch diese Algorithmen ausreichend geschützt worden sind. Wenn das so weitergeht, sind Algorithmen das Ende der bisherigen Menschheit. Es ist daher digitale Souveränität zu fordern, sonst ist das Überleben der Zelle und des menschlichen Bewusstseins – zumindest unbeschädigt – nicht zu erwarten. Algorithmen zerreißen das Band der Generationen und hinter der Fassade der Zivilisation lauern die alten Dämonen.

Wir nutzen Roboter in Logistikzentren, demnächst im Verkehr, heute schon teilweise für die Wettervorhersage. Roboter helfen bei der Auswahl von Versicherungen und sollen medizinische und juristische Experten ersetzen. – Die Digitalisierung erzeugt eine Beschleunigungsspirale der Wirtschaft.

Aber Vorsicht, auch die erfolgreichen Anbieter von Digitalisierungsplattformen sind entweder nicht profitabel oder nicht beschäftigungsrelevant. Irgendwann wird künstliche Intelligenz zu einem öffentlichen Gut werden und schon heute werden die Erträge vor allem durch die Substitution von Personalkosten erzielt. Wachstum ist etwas anderes.

Dies wird Nationalismus und Populismus verstärken, denn die Motoren dieser Bewegungen sind Verlustängste, hauptsächlich in Bezug darauf, was wir *menschliche Arbeit* nannten, und so sind wohl die drängendsten Fragen derzeit:

1. Wer baut die Roboter, die die Roboter bauen?
2. Wer macht aus Daten Geschäftsfelder?
3. Wer schafft nationale Beschäftigungs-, Bildungs- und Sozialsysteme, die diese Transformation überleben?

China hat derzeit 100 Roboterhersteller und will in zehn Jahren mit Deutschland und Japan gleichziehen. Yvonne Hofstetter stellt dazu fest: *»Die Welt schließt sich allein unter dem Einfluss der Technik* *zu einem zunehmend totalitäreren System zusammen.«*[3]

Der Einbruch des Digitalen in die Zelle und den Gesellschaftskörper erfolgt schleichend und unbemerkt. Neben dem Futurismus und Archaismus ist jetzt das Digitale das Werkzeug, um aus einer lästigen Gegenwart auszubrechen und auf eine andere Ebene des Zeitstromes zu springen.

Amerika diskutiert über schießende Polizeidrohnen, kombiniert mit Daten- und Bilderkennung. Außerhalb der USA wird von den Amerikanern bereits ohne Anklage exekutiert. Wie bei den mörderischen Kriegsdrohnen fallen in Zukunft womöglich auch in den USA selber Legislative, Judikative und Exekutive zusammen und die Henker schauen den Hinrichtungen in Echtzeit zu.

Die NATO nimmt bei ihren drohnengesteuerten und von Tornado-Aufklärungsbildern gestützten Anti-Terror-Tötungen pro Terrorist die Tötung von zehn Unschuldigen als Kollateralschaden in Kauf. Diesen hat sie sich als angeblich *völkerrechtlich zulässig* genehmigen lassen. Tatsächlich liegt die Rate der Kollateralschäden je nach Einsatz zwischen 1:20 bis 1:40, es kommen also 20 bis 40 unschuldige Opfer auf einen getöteten *echten* Ter-

---

[3] *Sie wissen alles*, Hofstetter, Yvonne, Penguin Verlag

roristen. Die kommandierenden Generale und Politiker sind eigentlich Fälle für Strafgerichtshöfe, werden aber nicht verfolgt. Die Nicht-Verfolgung dieser Straftaten verstößt jedoch gegen die nationale und internationale Rechtsordnung.

Aber machen Sie sich keine Sorgen, es wird für den Normalbürger jetzt ein Drohnenführerschein eingeführt: Alle mehr als 250 Gramm schweren Drohnen müssen ein Schild mit dem Namen des verantwortlichen Halters tragen. Eine gute Regel, das sollte auch für das Militär gelten. Es heißt dann: *Diese Drohne fliegt in der Verantwortung von* ... Da steht dann wahlweise der jeweilige Staat, sein aktueller Anführer oder wer sonst freiwillig die Verantwortung übernimmt.

Der internationale Strafgerichtshof in Den Haag sollte eine eigene Abteilung einrichten zur Aufklärung und Verfolgung digitaler Verbrechen, u. a. begangen durch Drohnen, denn wer erteilt eigentlich die jeweiligen Tötungsbefehle? Dies wäre ein erster Ansatz, um die Daten-Hoheit und den Respekt vor dem Leben zurückzuerlangen – eindrucksvoll zurückzuerlangen. Stattdessen beschäftigen sich Institutionen wie die *Wettbewerbszentrale* damit, ob die *Cookies* auf den Websites der digitalen Branche auch ja nicht den Verbraucher gefährden, sprich: die Geschäftsmodelle der analogen

Welt. Dafür hält man sich professorale Gutachter und andere Influencer.

Die Zahl der durch Drohnen Getöteten sollte exakt erfasst und permanent der Öffentlichkeit bekannt gegeben werden.

Im Mittelalter gab es wie gesagt den Begriff *vogelfrei*, wenn straffrei getötet oder ermordet werden dufte. Heute passt besser der Begriff *drohnenfrei*. Und: *drohnengeil* – bezogen auf all jene, die damit weltweit völlig neue Möglichkeiten erschlossen haben, um sich unliebsamer Mitbürger zu entledigen.

Auch deutsche Sicherheitspolitiker rüsten auf: Überall werden Videokameras installiert, mit Gesichtserkennungssoftware wird experimentiert. *Google* arbeitet daran, unsere DNA zu analysieren und unsere Gehirne, Gedanken und Wünsche zu kartografieren und zu antizipieren, ja, am besten gleich das Gehirn an das Internet anzuschließen. Nein wirklich: *facebook* und *Google* arbeiten daran. Gelähmten könnte das nützen, wird gesagt. Da ist sie wieder: die Ambivalenz.

Durch die allgemeine Vernetzung werden die Systeme, z. B. die Steuerung von Kraftwerken und Zügen oder die Software des Deutschen Bundestages, immer verletzlicher. Deswegen beschäftigt jetzt auch die Bundeswehr Cyber-Krieger und entwickelt Trojaner, also schädliche Software. Diese sollen nach dem Willen der Kanzlerin und ihres Sicherheitsministers auch gezielt angreifen und *böse* Computer zerstören dürfen, u. a. wenn diese im Verdacht stehen, unsere Wahlen zu beeinflussen oder uns den Strom abzuschalten.

Da kann man sich nicht sehr sicher fühlen. Bis heute wissen diese Cyber-Helden nicht mal, wer regelmäßig auf dem Bundestagserver mitliest oder ob die Hochgeschwindigkeitszüge der *Deutschen Bahn*, die keine funktionierenden Klimaanlagen haben, von selbst stehen blieben oder gehackt wurden.

Die Minister machen sich keine Sorgen um die Privatsphäre oder die Unverletzlichkeit der Autonomie, nein, abgehoben vom Denken und Fühlen des Bürgers, der ja angeblich der Souverän ist, wird eine Gefahr antizipiert und einfach Geld für eine fragwürdige Aufrüstung ausgegeben. Es ist die altbekannte Spirale: Der Gegner ist böse, also müssen wir es auch sein und programmieren Staatstrojaner. Tatsächlich wünschen sich diese sogenannten *Sicherheitspolitiker* Gedanken- und Verhaltenskontrolle. Gesichtserkennung ist da ein Einstieg. Zunächst wird nach verlorenen Kindern gesucht, das klingt ja gut, später dann nach missliebigen Personen, die sich in Sicherheit bringen wollen. Wie in China werden schließlich Punkte für kooperatives Verhalten verteilt. Es entsteht ein digitaler Polizeistaat und die ahnungslose Bevölkerung lügt sich mit dem törichten Spruch *Wer nichts zu verbergen hat, muss sich keine Sorgen machen* immer tiefer in den kafkaesken Sumpf.

Die sozialen Medien streben ja ganz rührende Hilfestellungen zu ihrer verbesserten Nutzung an. Auch *facebook* möchte nun mal die Gedanken seiner Nutzer lesen.

Wie immer trägt die Herstellung oder gar Anwendung neuer Waffen nicht zu tatsächlicher Stabilität bei. Diese wäre einfach zu erhalten gewesen: Wer hat denn verlangt, bei der Einführung digitaler Telefon- und Steuerungssysteme den analogen Modus abzuschaffen?

Es werden nicht nur Staatstrojaner geschaffen, sondern auch digitale Cybersoldaten, also digital gesteuerte Angriffs- und Tötungsmaschinen. Durch Änderung der Verfassung und Sondergesetze wird das legitimiert – oder durch primitive Argumente, wie sie die Begründung des deutschen Innenministers für das staatliche Hacken ist, auch die Polizei trage nicht nur Schutzwesten, sondern ebenso Waffen. Der Staat macht sich mit den Tätern gemein, er ist auch ein gemeingefährliches Ungeheuer. Wer den Bürger so infantilisiert, sollte eigentlich in den vorzeitigen Ruhestand versetzt oder auf seinen geistig-moralischen Zustand hin untersucht werden.

IBM stellt mit seinem System *Watson* den digitalen Arzt zur Verfügung. Dieser soll immer schneller und immer besser die richtigen Differenzialdiagnosen finden und die Therapievorschläge gleich mitliefern, mit freundlicher Duldung großer Pharmahersteller, die schon artig mithilfe ihrer Start-ups vor den Türen dieser digitalen Monstermaschinen antichambrieren und um exklusiven Markt- und damit Datenzutritt bitten.

Dieses System kann vordergründig betrachtet durchaus eine scheinbar nützliche Analysehilfe darstellen, aber der Preis der Effizienz und scheinbar universellen Professionalität ist totale Kontrolle bis in das Genom und Proteom hinein – Deindividualisierung und Dehumanisierung. Die digitale posthumane Zeit hat begonnen.

Die Entwicklung dieses Systems findet außerhalb des deutschen Rechtsraumes, u. a. in den USA und der Schweiz statt. Ähnliches treiben die Hersteller von Röntgengeräten und Kernspintomografen. Diese Geräte generieren gewaltige Datenmengen, die nur von Algorithmen ausgewertet werden können. Der Bürger denkt natürlich, das geschieht ausschließlich in diesen Geräten und vor Ort. Aber weit gefehlt: Diese Daten werden in Zentren weitergeleitet und dort evaluiert und optimiert.

Viele Ärzte und Patienten sind sich nicht bewusst, dass sie damit die Datenhoheit an den Hersteller und Algorithmen abgeben – und an die Geheimdienste, die über digitale Hintertüren mitlesen können.

Die Digitalisierung ist somit einmal mehr ein extraterritorialer Akt. Die Gewinne bleiben in den bekannten und unbekannten Steueroasen. Auf dem Gebiet bleibt also alles, wie es ist: Die Armen bleiben arm, die Reichen werden reicher. Exklusion statt Inklusion, dabei könnte eine genossenschaftliche Erhebung und Verwaltung der Daten die Zivilisation und Kultur fördern und ermöglichen, statt diese zu gefährden.

Meines Erachtens sind für die medizinischen und die Waffensysteme besondere Zulassungs- und Genehmigungsverfahren erforderlich. Tatsächlich läuft es jedoch wie bei den Insektiziden und Pestiziden, beispielsweise dem *Glyphosat*: Hier hat das Institut für Risikobewertung keinen Bedenken privater oder anderer Art Rechnung getragen, sondern auf Hersteller- oder sonstige gesponserte Studien vertraut und erklärt, dass bei vorschriftsmäßigem Gebrauch dieser Stoffe und Verfahren keine Gefahr für den Menschen entstünde.

Algorithmen für die juristische und die Versicherungsanalyse sind auch schon im Einsatz. Neben digitalen Währungen soll die digitale Vermögensverwaltung eingeführt und das Bargeld abgeschafft werden, sozusagen die digitale Währungsreform. Der Traum aller Finanzminister und Notenbanker.

Es begann einst mit der Verfolgung der Bahndaten von Raketen im 20. Jahrhundert und schreitet fort zur digitalen Selbstermächtigung über die Schöpfung. Schon Friedrich Dürrenmatt schrieb in *Die Physiker*: *Ich stelle nur aufgrund von Naturbeobachtungen eine Theorie auf. Diese Theorie schreibe ich in der Sprache der Mathematik nieder und erhalte mehrere Formeln. Dann kommen die Techniker. Sie kümmern sich nur noch um die Formeln. Sie stellen Maschinen her, und brauchbar ist eine Maschine erst dann, wenn sie von der Erkenntnis unabhängig geworden ist, die zu ihrer Erfindung führte. So vermag heute jeder Esel, eine Glühbirne zum Leuchten zu bringen oder eine Atombombe zur Explosion* (Dürrenmatt, Friedrich: *Die Physiker*, Diogenes 1998). Es gibt derzeit auf der Welt mehrere solcher Esel. Esel können bei uns auch Minister werden oder Staatssekretäre. Wir füttern sie, wählen sie und zahlen ihnen Pensionen.

Auch in Deutschland sollen demnächst die taktischen Atom- und Neutronenbomben modernisiert und wieder vermehrt u. a. in der Eifel stationiert werden, die digitalisiert und rein präventiv für unsere Sicherheit sorgen, wenn die Staatstrojaner versagen. Wegen radioaktiver Kontamination brauchen Sie sich keine Sorgen zu machen, denn die Strahlung dieser Präzisionsbomben ist geringer als die Dauerbelastung durch Tschernobyl oder Fukushima.

In der jüdischen Mythologie gibt es die Geschichte des *Golems*. Diese setzt sich heute mit Genscheren, künstlichen Intelligenzen und selbstlernenden neuronalen Netzwerken fort. Es soll ein künstliches Bewusstsein geschaffen werden. Die *Digitalos* wollen den digitalisierbaren und digitalisierten Menschen und letzten Endes ihn und seine Zellen, ja die ganze Natur ins Internet einbauen. Molekulare Werkzeuge wie CRISPR/Cas helfen dabei. Hier wird ein heiliger Bereich betreten, nämlich der der Zelle. Bisher waren die Zellen der Pflanzen, der Tiere und der Menschen Mittlerinnen zwischen Vergangenheit, Gegenwart und Zukunft. Einige wollen nun die Zukunft verändern, in Besitz nehmen oder mitgestalten, indem sie in der Gegenwart Dinge tun, deren Folgen sie wahrscheinlich nicht mehr erleben werden.

Glückseligkeit und Unsterblichkeit schließen einander aus. Wir benötigen eine Art von ethischem Imperativ, eine *Robo-Ethik*, eine Ethik bei der Anwendung künstlicher Intelligenzen und in Bezug auf die Eingriffe in genomische Datenspeicher. Wir dürfen nicht alles wollen, was wir können.

Algorithmen steuern bereits den Börsenbereich, Fabriken, Flugzeuge, Raketen, Roboter und bald Autos und Lastwagen. Dabei sind sie zu einem produzierenden Faktor geworden, im Bereich der Zellen zu einem verändernden Faktor.

Alles, was digitalisiert werden kann, wird digitalisiert werden. Digitale Transaktionsprotokolle werden immer häufiger Entscheidungs- und Handlungsbasis sein. Ohne eine entsprechende Szenariotechnik mit Datamonitoring und Bibliometrie unter Einbeziehung neuronaler Netzwerke wird die Angelegenheit entgleisen.

Tatsächlich liegen diesen Metamorphosen selten oder nie tatsächliche Innovationen zugrunde, die einen substanziellen oder materiellen Wert schaffen, vielmehr sind sie in das Extreme fortgeschriebene Steigerungen schon vorhandener Dinge und Raubkopien. Das Formale, Mathematische und Binäre bricht sich Bahn, ohne Rücksicht auf das Licht dahinter, das wir nicht sehen. Es handelt sich um algorithmische Konvulsionen und Regressionen, nicht den Aufbruch zu neuen Ufern.

Wir müssen Rücksicht auf die Evolution nehmen und Respekt vor dieser haben, wenn wir Mitschöpfer werden. Nicht nur das genomische, sondern auch das epigenomische Profil verdient diese Rücksichtnahme. Wir müssen aufpassen, dass uns nicht künstliche Intelligenzen und deren Algorithmen Sein oder Nichtsein oder das Sosein diktieren: Wollen wir die optimierten oder digitalisierten Sklaven des Internetkapitalismus und der selbstlernenden Algorithmen künstlicher Intelligenzen sein?

Der symbolische Traum von der Ewigkeit blickt mit Melancholie auf die Vergänglichkeit. Die Gesellschaft ist zum Markt geworden. Sie wurde und wird entmündigt, demnächst durch das selbstfahrende Auto. Saubere Laster wären wichtiger – und weniger rücksichtslose Fahrradfahrer. Aber damit lässt sich kein Geld verdienen. Demnächst werden Schnellstraßen für Fahrradfahrer gebaut.

Während die Konzerne immer globaler werden und immer weniger Steuern zahlen, werden immer mehr Menschen immer ärmer und von anonymen Technologien überwältigt. Die Dinge laufen so eigenartig, dass man einen Verdacht gegen die Vernunft äußern kann:

Es entsteht eine Expertokratie des Ausnahmezustandes. Die Autonomie individueller zellulärer System wird der Kompatibilität mit dem Gesamt-Algorithmus unterworfen. Das selbstfahrende Auto wird das rollende Versuchslabor dieses Autonomieverlustes sein.

Schon jetzt ist unter Herstellern, Versicherungen und dem Staat der Kampf um die Datenhoheit entbrannt. Der Fahrer hat seine persönlichen Daten beim Einsteigen abzugeben. Von der Körpertemperatur bis zum Herzschlag wird er auch in Bezug dessen, was er im Fahrzeug tut, komplett erfasst werden.

Die Beschleunigung der Welt durch die Carbonisierung, Algorithmisierung, Digitalisierung und die Entwertung des Geldes bei gleichzeitiger Überschuldung führt nicht nur zur Inklusion, sondern zur Exklusion von Menschen. Wir leben moralisch und klimatisch über unsere Verhältnisse. Daher sind wir Globalisierungsopfer und haben so viele Globalisierungsgegner.

Selbstermächtigung oder Diktatur der Daten: Wir Mitschöpfer

Was bleibt von uns, wenn wir Maschinen konstruieren, die alles besser können als wir? Der *Homo digitalensis* – der Homo sapiens verliert die Kontrolle:

Wie entstehen Kulturen, Zivilisationen, Techno-Zivilisationen? Dem liegt ein großes Geheimnis zugrunde, vollkommen unverstanden. Wenige große Denker beschäftigten sich damit, einst auch Plato. Er sprach von der Macht der Vorstellung und der Bilder, die für ihn eine gestaltbildende Kraft hatten.

Morphogenese: Das Wesentliche ist immer das Gedächtnis der Zelle. Das Richtige war schon immer richtig.

Wann gehen Kulturen unter? Wenn sie sich nicht ändern oder wenn die Hybris exzessiv wird.

Tribalisierung, Gettoisierung oder sind wir auf dem Weg zu einer Weltgesellschaft?

Die Dämonen des Anthropozän

Anthropozän nennt man das von menschlichen Handlungen und Technologien geprägte Zeitalter der Erde. Als Erster verwandte der Chemie-Nobelpreisträger Paul Crutzen diesen Begriff.

Das Anthropozän erschüttert das historische Kontinuum zwischen Mensch und Natur immer heftiger. Der Mensch ist ein Täter in geohistorischer Dimension. Die bisherige Globalisierung war eine rücksichtslose Glückssuche; der Mensch griff gewaltig in die Biosphäre ein und geht jetzt auf die Jagd nach den letzten Rohstoffen. Mit seinen kopflosen Wärmekraftmaschinen, Motoren, Turbinen, Hochöfen setzt er heute an einem Tag mehr Ruß und Feinstäube frei, als das ganze Mittelalter in 400 Jahren. Von einer Kreislaufwirtschaft oder der ungiftigen Effizienz der natürlichen Fotosynthese, bei der durch die Energie des Sonnenlichtes aus Kohlendioxid und Wasser energiereiche Moleküle für die Ernährung von Pflanze, Tier und Mensch aufgebaut werden, ist er weiter denn je entfernt.

Wir vergiften und vergewaltigen die Biosphäre und helfen nicht jenen, die von und auf Müllhalden leben. Mit Insektiziden und Pestiziden schlagen wir Schneisen in die landwirtschaftlich Böden, um Monokulturen möglichst industriell wachsen zu lassen – mit furchtbaren Folgen für Pflanzen, Insekten, Tiere und Menschen.

Ist es blinde Gier oder ein Todestrieb, der uns diese Todesspirale akzeptieren lässt? Das bisherige Antlitz der Erde verschwindet dank des Klimawandels, der eher ein GAU zu nennen ist.

»Die gegenwärtige Zivilisation ist stärker und schrecklicher als die fürchterlichsten und überwältigendsten Heere der Antike und des Mittelalters«, stellte der osmanische Schriftsteller Ibrahim Tüccarzade 1912 fest.

Neben Dutzenden von Bürgerkriegen führen wir Krieg gegen die Atmosphäre, die Hydrosphäre, die Kryosphäre, die Böden, Pflanzen- und Tierwelt. Ein riesiges Artensterben ist die Folge. Bienen verschwinden, Vögel sterben. Zellen verändern sich. Die Krebsrate steigt weltweit.

Auch der Einsatz von Insektiziden und Bioziden wie *Glyphosat* spielt hier eine Rolle. *»Die chronische Zufuhr von Glyphosat zerstört die DNA«*, stellte Dr. Medardo Avila fest, Kinderarzt und Sprecher von *Ärzte besprühter Dörfer*.[4]

Die Beweiskette wird immer enger. Dem Autor gelang es, nachzuweisen, dass im Serum vieler Menschen der nachweisbare *Glyphosat*-Spiegel den des zulässigen Toleranzwertes für *Glyphosat*

---

[4] *Bittere Ernte,* SZ Magazin 21. Nov. 2014

im Trinkwasser übersteigt. Frau Bundeskanzlerin Merkel jedoch befürwortet *Glyphosat*[5] weiterhin und die EU-Kommission verlängerte die *Glypho-sat*-Zulassung.

Es lässt sich sagen, dass die bisherige Art des Wirtschaftens im Zeitalter der Globalisierung nicht für eine erfolgreiche Selbstdomestizierung des Menschen spricht. Es wurden und werden Zonen der Vernachlässigung gebildet. Die private und die staatliche Sphäre vernachlässigen oder ignorieren die Folgen der Glückssuche. Dagegen hilft nur ein Ignoranz-Management.

Die Algorithmen, die die gigantische Datenwolke der Gesellschaft durchforsten und verwalten, führen zur Diagnostik des Unbekannten, der Transformation der Zellen, der Pflanzen, der Menschen und der Gesellschaft.

Es entsteht Zellkontrolle …

Lernfähige Algorithmen greifen nach der Zelle und analysieren nun deren Genom und Proteom. Pharma-Giganten wie *Roche* kooperieren mit Tochter-

---

[5] *FAZ* 20.08.2016

firmen von *Google*, denn Biomarker und sonstige Daten sind in deren Augen die Währung der Zukunft, Benzin für die Forschungspipelines und die Aktienkurse.

Nebenbei wird dem gläsernen Patienten, dem seine Daten kostenlos abgenommen werden, das Ende aller Krankheiten versprochen, der Politik und den Krankenkassen Kontrolle, Kostendämpfung und Standardisierung. Das hört jeder Politiker gern.

... und Körperkontrolle

Die Daten aus Biotrackern werden mit Biomarkern assoziiert und den Krankenkassen und Behörden zur Verfügung gestellt. Der Philosoph, Theologe und Psychiater E. Frick von der *Technischen Universität München* stellt daher im *Bayrischen Ärzteblatt* 7-8/2016 folgende Fragen:

»Ist daher dieses klassische Bild vom Menschen eine Selbstüberhöhung, die sich nun als finale Desillusionierung des Menschen darstellt, nach Darwin (Biologie), Freud (Psychologie), Marx (Soziales)?« Was der Mensch ist, sei neu zu bestimmen, findet er. Ich widerspreche: Nicht was er ist, sondern was er werden kann oder zu werden droht, ist

neu zu bestimmen. Man muss als Antwort auf tatsächliche oder vermeintliche Kränkungen nicht jede tatsächliche oder eingebildete Organverstärkung oder Systemveränderung begrüßen und mitmachen, denn die Bereitschaft vieler Menschen, im Austausch für vermeintliche Vorteile Bewegungs- und Ernährungsdaten sowie andere Lebensstil- und Bewegungsindikatoren über Smartphones oder Smartwatches an Dritte zu übermitteln, wird nicht zu Ende gedacht. – Sie unterstützt die Vermarktung des Menschlichen. Wir verzichten dabei auf eine qualitative Sichtweise.

Transhumane Parallelschöpfungen

Es laufen in den USA bereits Versuche, um menschliche Organe in Tieren zu züchten und Mischwesen zu erzeugen. Menschliche Stammzellen werden zu diesem Zweck in wenige Tage alte Schweineembryonen injiziert, der Embryo wird dann in ein Muttertier eingepflanzt. Die menschlichen Stammzellen ersetzen das fehlende Organ und bilden ein menschliches Herz oder sonstiges Organ nach. Sobald das Schwein groß genug ist, wird es geschlachtet und das Menschenherz soll in den Menschen transplantiert werden. Mit Pavianen als Empfänger so erzeugter Herzen hat man scheinbar bereits erfolgreich experimentiert. Kritiker befürchten, dass die Schaffung solcher Mischwesen außer Kontrolle gerät: *Wie viele humane Nervenzellen benötigt ein Schwein, um menschliche Intelligenz zu entwickeln?*

Andererseits wäre das unter Umständen und unter Begrenzung der Begehrlichkeiten ein Weg, die mit der sogenannten *Organspende* verbundenen Komplikationen, Verknappungen und kriminelle Auswüchse (Organhandel) zu vermeiden.

Künstliche Intelligenzen entstehen

Bald wird unser Gehirn direkt mit *Google* vernetzt. Es entsteht Gedanken- und Zellkontrolle. Noch antworten die Suchmaschinen, bald stellen sie Fragen und in Kampfmaschinen wie Drohnen entscheiden schon heute Algorithmen über Tod und Leben.

Das sind Fragen und Taten von immenser ethischer und globaler Bedeutung. Es stellen sich in diesem Zusammenhang folgende Fragen und Aufgaben:

- Wer sichert die faire Datenhoheit oder wie gewinnen wir diese zurück?

- Brauchen wir einen europäischen digitalen Souveränitätsakt? Denn die Allianz aus *Silicon Valley*, Internet und Geheimdiensten teilt die Welt wie in einem mittelalterlichen Feudalstaat in *Cloudies* und *Non-Cloudies*, Abgehörte und Gespeicherte und Noch-nicht-Abgehörte und Noch-nicht-Gespeicherte ein.

Der Mensch ist kein Individuum mehr, sondern ein Datensatz in einer Daten-Cloud. Nichts in dieser Cloud ist sicher, außer dem Zugriff der Geheimdienste auf die Daten. – Das darf nicht sein.

In Zeiten fast exponentiell wachsender technischer Möglichkeiten gilt: Werden personenbezogen erhobene Daten letztendlich zu analytischen und kommerziellen Zwecken gespeichert, sind sie als geldwerte Leistung zu qualifizieren und bedingen eine in Geldwert auszuweisende Gegenleistung; der digitale Kapitalismus bedarf der Kontrolle und ist zu besteuern. Es entsteht bereits ein digitales Prekariat und wir verlieren unsere Arbeitsplätze zunehmend an Roboter mit künstlicher Intelligenz.

Die Schöpfer der *Long-short-Term-Memory-Algorithmen* träumen nicht nur den Traum, ein Programm und eine Maschine zu bauen, die klüger ist als der Mensch, sie verknüpfen dies auch mit ihrer eigenen Selbsteinschätzung. So sagte Prof. Jürgen Schmidhuber, der Schöpfer technisch bedeutsamer Algorithmen, die u. a. von *Google* bei der Spracherkennung genutzt werden, in einem Interview mit *Zeit Online* am 2. Juni 2016: *»Da der weitgehend lebensfeindliche, doch höchst roboterfreundliche Weltraum weit mehr Ressourcen bietet als der dünne Biosphärefilm Erde, werden viele KI* (künstliche Intelligenzen) *bald das Interesse an uns verlieren, das Sonnensystem besiedeln und umgestalten, dann innerhalb von Jahrmillionen die Milchstraße und schließlich innerhalb von Jahrmilliarden auch den Rest des erreichbaren Universums, im Zaum gehalten nur von der beschränkten Lichtgeschwindigkeit ...«*

Wir sind also dabei, die Verwaltung und Steuerung unseres Lebens an autonome System zu übergeben. Entsprechende Transaktionsprotokolle haben das Potenzial, die Arbeit ganzer staatlicher Bürokratien durch Computer erledigen zu lassen. Administrative und unproduktive Prozesse werden von der Digitalisierung erfasst. Die Digitalisierung macht vor nichts und niemandem halt.

Die Digitalisierung der Medizin und anderer Wissenschaften hat tiefgreifende Folgen für den Einzelnen und die Gesellschaft. Wer hätte vor einigen Jahren gedacht, dass *Google* eine immer größere Rolle im Gesundheitswesen spielen würde? *Goog-*

le Calico sammelt alle im Internet verfügbaren Daten über das Altern. Stellen Sie sich vor, welche Dimensionen erreicht werden, wenn wissenschaftliche Studien, Veröffentlichungen, Meinungsäußerungen in Blogs und Daten aus Clouds systematisch analysiert, geordnet und miteinander vernetzt werden und mit einer globalisierten Biomarkeranalyse oder mit *Google Genomics* verknüpft werden: Keine staatliche Behörde, kein Krankenhaus und kein Pharmaunternehmen hat der Flut und Power dieser Daten etwas entgegenzusetzen, weder die Erhebungskapazität noch die Rechnerleistung.

Ist die Erkennung von Mustern Segen oder Fluch? Wer sind die Gewinner, wer die Verlierer in diesem voraussichtlich von *BigData* gespielten Identitätsroulette? Alles Licht, das wir nicht sehen, die verborgenen Formen und Harmonien, die Träume der Urzeit? Programme der künstlichen Intelligenz, die selbst lernen, und Suchmaschinen, die Fragen stellen, müssen registriert werden, um manipulative Eingriffe in Entscheidungsprozesse und die menschliche Realitätswahrnehmung zu erkennen. Frei nach David Gelernter:[6] *Das menschliche Bewusstsein und seine Integrität sind mehr als eine Software, die in der Hardware des Gehirns arbeitet.*

---

[6] *Gezeiten des Geistes*, Gelernter, D., Ullstein

Hat der Computer ein Bewusstsein?

Die Zelle hat ein Gedächtnis, das es zu respektieren gilt. Der Geist und das Bewusstsein entstehen durch die Zusammenarbeit des Gehirns mit den Zellen des Körpers. Gedanken, Gefühle, Schwingungen und Moleküle sind unsere Ziele und Erinnerungen. Sie bauen die morphischen Felder auf, die ein artifizieller Algorithmus niemals wird sein eigen nennen können – zumindest hoffe ich das. – Ob die Interaktion der natürlichen und künstlichen Intelligenzen friedlich, konfrontativ oder sogar tödlich verlaufen wird, wird die Zukunft zeigen.

Implantate (z. B. RFID-Chips), die in Objekten, Kliniken, Krankenkassen etc. Daten speichern, verarbeiten, senden und empfangen können, sind potenziell anthropoide *medical and digital devices*, insbesondere wenn sie von Zellen, Tieren und/oder Menschen Daten sammeln, diese Daten in einer Datenwolke ablegen und das Device oder die künstliche Intelligenz als Implantat oder Surrogat fungiert oder gar über eine Schnittstelle mit humanen oder anderen humanoiden Systemen verfügt.

In der Welt der Vorstellung existiert eine Lehre von den Wesenheiten und der Ewigkeit: Die lebenden

Systeme nähern sich ihrem Ziel mithilfe des Todes. Die technologischen Möglichkeiten des Eingriffs in die Informationstechnologie der Zelle sollen die Entropie besiegen. Auf diese Weise soll die Kränkung durch Tod und Krankheit überwunden werde. Es sei dahingestellt, ob das Wesentliche dabei erhalten bleibt oder verloren geht, es bleibt wahrscheinlich aufgrund dieser Eingriffe in die Evolution bald nur noch festzustellen, dass der symbolische Traum von der Ewigkeit mit Melancholie auf die Vergänglichkeit blickt.

Der *Homo informaticus* wird im Digital-Zeitalter optimiert, aber potenziell dehumanisiert, denn:

Wissen ohne Wissen schafft Dummheit

Wissen verhält sich dann wie Geld: Es entfernt sich von den Subjekten und sucht sich seine eigenen Realisierungen. Und wie Geld zugleich mehr Geld und mehr Elend erzeugt, so erzeugt dieses Wissen zugleich mehr Wissen und Dummheit.
Nach einem Hinweis von Prof. E. Stähler sind im ausgehenden Anthropozän noch Menschen die Akteure, als Bewohner von Nationen mit bisher

einigermaßen definierten Grenzen. Im *Kapitalozän* werden die Nationalstaaten jedoch zunehmend von *Market States* abgelöst. Diese sind entgrenzt, schützen ihre Bürger nicht mehr und lassen die Menschen mit ihren Kränkungen allein. Der Hauptgegner des *Market States* ist der Nicht-Konsument.

Die Zerstörung des Geldes erfolgt durch den digital gesteuerten Hochfrequenzhandel und dessen Produkte, z. B. *Credit Default Swaps.* In der Regel werden die Finanzprodukte, mit denen diese Risiken gestreut und gemittelt werden, *Collateralised Dept Obligations* (CDOS) genannt. Das sind Kreditausfallversicherungen, bei denen der Gewinn der Ausfall der Kreditfähigkeit eines anderen ist. Diese werden von sogenannten *Zweckgesellschaften* vertrieben, das sind Schattenbanken, die von keiner Bankenaufsicht erfasst werden. Diese Banken sind so mächtig geworden, und die Gelder, die sie verwalten so groß, dass sich immer mehr Staaten den Schattenbanken in ihrer Politik unterordnen müssen. Bereits jetzt ist die Gemeinschaft der Schattenbanken um die Entwicklung von internationalen Schiedsgerichtssystemen bemüht, um ihren Kunden Rechtssicherheit zu vermitteln.
Von den Schattenbankengeschäften profitiert bis

dato insbesondere der Finanzplatz London. Für seine Gesamtwirtschaft sind Schattenbanken unverzichtbar. Schattenbanken gibt es in Hongkong, der Schweiz, Singapur, Luxemburg, Guernsey, der Isle of Man, Jersey, Andorra, Bahrain, Barbados, Bermuda, Gibraltar, Malta, Monaco, den Cayman-Inseln und in Lichtenstein.

Die Lage ist inzwischen so verzweifelt, dass, um den drohenden Konkurs weiter zu verschleppen, die nächste Finanzblase entwickelt werden muss: die Staatsanleihen.

Derivate-Geschäfte funktionieren nur unter der Bedingung, dass sie Blasen erzeugen, die am Ende platzen. Der größte Schuldner, die USA, kann mithilfe der an ihn adressierten großen Nachfrage, die durch den Leitwährungseffekt entsteht, das Platzen der Blase in großem Umfang ins europäische Ausland abdrängen. Dies ist die strategische Doktrin, die hinter dem Blasenwirtschaftskrieg gegen Europa steht. Strategien dieser Art sind selbstverständlich nur für einige Zeit kontrollierbar, danach erzeugen sie unkontrollierbares Chaos.

Inzwischen wird sogar über *Hubschraubergeld* nachgedacht, um den Konkurs zu prolongieren und die Nachfrage zu stärken, aber das Chaos an den internationalen und global operierenden Finanzmärkten ist dadurch nicht mehr zu bannen.

Zur Zeit haben viele Menschen auf der Welt davor Angst, dass die Chinesen die Nerven verlieren und mit ihren US-Dollars den Weltmarkt fluten. Sie suchen daher nach einem Währungsreferenzsystem, das den Dollar ersetzen könnte, ebenso wie die Brickstaaten Russland, Brasilien, Indien und nicht zuletzt die EU.

Nach 2010 prägte die amerikanische Politologie den Begriff des *Market States*. Er löste den Nationalstaat ab. Bei ihm ging man davon aus, dass er nicht mehr durch die Kontrolle seiner Grenzen in seinem Innenraum eigene Ordnungen erzeugen kann, da sich die Politik voll und ganz in den Dienst der Wettbewerbsfähigkeit auf dem Weltmarkt stellen muss. Das Feindprinzip, das für den Nationalstaat wichtig war, verschwand aus der Definition des *Market States*. Stattdessen führte P. Bobitt in seinem 2004 erschienenen Buch *Der Schild des Achilles* den Feindbegriff *Terrorismus* ein (vgl. *Terror and Consent,* Bobitt, P., Knopf/Pinguin, 2008).

Keine Staaten, nur Bürger gehen in privaten Bankrott. Staaten, zumindest der amerikanische nie, der ändert einfach die Regeln oder erklärt seine Gläubiger zu Feinden Amerikas.

Nun hat man noch folgende Werkzeuge: Fortführung der Sparmaßnahmen in den Haushalten, Entlassungen, weitere Geldentwertung, Inkaufnahme von Verarmung, Hunger, Epidemien, Attentate, Terror, Bürgerkrieg.

Sie haben wahrscheinlich schon bemerkt, dass *Staatsbankrott* nicht als singuläre Katastrophe beschrieben werden kann, sondern nur als kontinuierlicher Prozess, indem wir uns gerade befinden. Außerdem ist nicht zu übersehen, dass die USA beschlossen haben, Krieg zu führen, und dass Staaten der EU zwar an diesem Krieg teilnehmen, aber nur wegen des diplomatischen Zwangs, der von den USA ausgeübt wird.

Es wird interessant sein zu sehen, wie weit es die USA unter welchem Präsidenten treiben werden. Denn was würde passieren, wenn China von den USA das Geld zurückverlangt, das die USA sich in China geliehen haben, oder was würde passieren, wenn China seine gigantischen Dollarreserven auf den Markt wirft? Würde es zu einer staatsbankrottähnlichen Entwicklung kommen oder würde der Dollar so stark abgewertet, dass die USA ihre Schulden weginflationieren können? Letzteres entspräche einem Währungskrieg.

Sie verstehen jetzt, warum Draghi Staatsanleihen

kaufte und solche in Deutschland, der Schweiz und den USA immer mehr durch Negativzinsen abgewertet wurden. Wenn man von einem Staat also nicht mit Krieg überzogen werden will, muss man ihm Geld zu Negativzinsen leihen.

Das Imperium finanziert sich mit vorgehaltener Pistole durch Enteignung. Das bedingungslose Grundeinkommen nach Abschaffung des Bargeldes ist da nur der letzte Schritt.

Wie sagte Heiner Mühlmann in seinem Buch *Europa im Wirtschaftskrieg* unter der Überschrift *Souveränitätsdämmerung*: Alles, was zu der gegenwärtigen desaströsen Situation der Welt geführt habe, sei in Europa erfunden worden. Das Kernelement wäre die Selbststimulation der Kultur durch den intrakulturellen Krieg. Der intrakulturelle Krieg sei die Erzeugungsmatrix für die Kräfte des Souveränitätsverhaltens, die in der gegenwärtigen Situation des Weltwirtschaftskrieges den verhängnisvollen Destruktionseffekt auslösen. Europa habe die Souveränität erfunden und sei jetzt damit befasst, sie abzuschaffen. Genau daraus resultieren die Schwierigkeiten der Eurokrise. Die USA haben die Souveränität von Europa in die Neue Welt mitgenommen. Sie verstärken gegenwärtig das Souveränitätsverhalten in ihrer Außen- und Finanzpolitik. *Nur wer die Büchse der Pandora geöffnet hat weiß, wie man sie wieder schließen kann,* sagte man früher.

Ein Ausweg aus dieser Situation wird schwierig sein. Ein Drittel der Staatsanleihen befinden sich gänzlich in der Gewalt der Schattenbanken. Wenn die Staaten, von denen die Banken Staatsanleihen gekauft haben, pleite sind, sind auch die Banken pleite. Dann werden die Banken von den noch solventen Staaten gerettet, damit werden dann auch die insolventen Staaten vor der Pleite gerettet. Der einzige Weg, der dann noch aus diesem Teufelskreis herausführen kann, ist der Ankauf von Staatsanleihen durch die *Europäische Zentralbank,* doch das kommt dem Drucken von Geld gleich. Nur durch die Bildung einer europäischen Zentralregierung und einer totalen Abschaffung der Souveränität könnte eine funktionsfähige Einheit geschaffen werden. Aber welcher insolvente Staat ist schon bereit, seine Entscheidungsrechte gänzlich aufzugeben? Auf jeden Fall steht Europa vor einer Situation, für die es bisher keinen Präzedenzfall gab.

Auf eine Milliarde Umsatz gesunder Realkredite kommen sechs Milliarden Umsatz von CDOS-Versicherungen. Das Derivat ist die Welt der

Schattenbanken. Der größte Umsatz mit Schattenbanken wird in den USA gemacht, 23 Billionen Dollar – 160 % der jährlichen Wirtschaftsleistung der USA. In Großbritannien werden 370 % der jährlichen Wirtschaftsleistung von Schattenbanken umgesetzt, in Schweden 210 %, in den Niederlanden 490 %, in Hongkong bis vor Kurzem 520 %, in der Schweiz 210 %, in Singapur 260 %. Zu den Schattenbanken gehören Privat-Equity-Gesellschaften, Geldmarktfonds, die Zweckgesellschaften der Banken, Investmentfonds und Hedgefonds. Man kann sich vorstellen, wie glücklich man zur Zeit bei *Blackrock* mit dieser Entwicklung ist.

Man kann sagen, die Waffen des Landkrieges sind Bomben und Raketen, die Waffen des Weltwirtschaftskrieges sind CDOS-Verträge. Sie versichern unvorhersehbare Zufallsrisiken bei der Vergabe von Krediten nach dem Motto: *Je höher das Risiko, desto größer der Zufall. Je höher der Schaden für den anderen, desto höher der Gewinn für den Versicherten.*

Der Handel mit CDOS erzeugt eine Zerstörung, bei der es darauf ankommt, selbst nicht in der Nähe zu sein. Die Strategie dieses Typs kann für das Imperium nur dann ein gutes Ende nehmen, wenn sein Innenraum stabil ist. Das ist angesichts der dort herrschenden Waffendichte und des Hasses auf die Polizeigewalt kaum denkbar. Die letzte Waffe dagegen wird der Einsatz von Killerrobotern unter Zuhilfenahme der Gesichtserkennung sein. Wenn das der Fall sein wird, sind die Kollateralschäden der Drohnenkriege nur ein relativ harmloses Präludium gewesen.

Zur gleichen Zeit findet der Umbau des bürgerlichen Subjektes zu einem Wesen statt, das es gewohnt ist, nicht mehr es selbst zu sein, aber unentwegt daran arbeitet, mit einem Bild von sich selbst zu verschmelzen. – Es entstehen posthumane Zombies. Das Prinzip des Überlebens wird dann darin bestehen, nicht mehr ganz und nicht mehr ganz selbst zu sein.

Die fundamentalen Formen des Regierens waren bisher das Übertragen oder die Fortnahme von Besitz, das Sterben machen oder das Sterben lassen. Foucault sagte: *Die Souveränität machte sterben und ließ leben.* Jetzt erscheint eine Macht, die ich *Regulierungsmacht* nennen möchte; sie besteht nun stattdessen darin, Leben herzustellen und zu beenden, Geld herzustellen und zu vernichten.

Das muss nicht schuldhaft sein. Es kann sein, dass evolutionär die Gene der Gier und kurzfristigen Existenzsicherung überwiegen und die Angst vor dem eigenen Tod und der latente Wunsch nach

Unsterblichkeit, diese Kultur der Rücksichtslosigkeit der Androiden hervorgerufen haben, die man bei Gott keine *Zivilisation* nennen kann.

Hinter der Fassade lauern die alten Dämonen: Gier, Egoismen, Ignoranz. Wir benötigen ein *Ignoranzmanagement*. Die bisherigen Konventionen genügen nicht, diese Dämonen zu domestizieren.

Immer größere Datenmengen werden angelegt, was ein beherrschbarer Nachteil sein kann, wenn das Individuum die Datenhoheit behält und die digitale Kontrolle nicht zum Terror der Algorithmen wird oder zum Ende der Anonymität und Individualität führt. Nicht wenige Menschen wollen Selbstoptimierung und akzeptieren sogar Angriffe auf und Eingriffe in die Zelle. Die Gefahr kommt nicht nur von außen, sie liegt auch in uns.

Zivilisation und gutes Leben sehen anders aus als das, was wir stattdessen bekommen: Entgrenzungen, chaotische Migrationsströme, hybride Auseinandersetzungen, Nicht-warten-Können, Änderung der Sprache, der Kommunikation und des Verstehens, Ungleichgewichte der Vermögensverteilung, Schwierigkeiten bei der Kapitalakkumulation und fairen Partizipation, Überschuldung einerseits, Hyperreichtum und Verarmung andererseits, staatliche und sonstige Spionage, das Ende der Privatsphäre, die großen Datenkraken, Meinungsbeeinflussung.

Die Enteignung der Daten und was sie verraten

Es stellt sich die Frage nach der Identität des Menschen im Meer der Daten und Algorithmen. Ist die sich entwickelnde Robotik die Lösung? Sie kann den Menschen entlasten oder verdrängen. Sie kann mit dem Menschen kooperieren.

Sich selbst steuernde Abläufe können in Teilbereichen hilfreich und nützlich sein, unser Selbstbewusstsein können und dürfen sie aber nicht ersetzen, auch wenn das einige Unternehmer gerne als möglich suggerieren.

Wenn die Entwicklungen von 3D-Druckern, autonomen Fahrzeugen und der sonstigen Roboter so rasant weitergehen wie bisher, schaffen wir bald keine schlechten Jobs mehr, sondern gar keine.

Meines Erachtens wird die Komplexität des menschlichen Bewusstseins dabei unterschätzt. Das Bewusstsein ist keine Software, die auf der Bio-Hardware des Gehirns läuft. Das gilt insbesondere im Polizei- und Verteidigungsbereich. Der Einsatz von Tötungsmaschinen wie Drohnen und landgestützten Kampfrobotern ist eine kafkaeske Entwicklung. Das neue *Weißbuch* der Bundeswehr schützt nicht vor diesen ethisch bedenklichen Entwicklungen. Wenn Polizeigewalt auf Polizistenhass trifft, helfen keine Bombenroboter, nur die Deeskalation. Diese aber bedarf der Beendigung der Ausgrenzung und der Beendigung der Demobilisierung des Denkens.

Ursache ist die Durchdringung der Biologie und der *Wissenschaften vom Leben* durch Physik und Informationstechnologie sowie das Denken in Surrogaten und Prothesen: Der Computer sollte keine Gehirnprothese sein. Hochleistungsrechner mit guter Speicherfähigkeit und entsprechenden Algorithmen können jedoch eine Methodenkombination von Szenariotechnik und Bibliometrie im Sinne des Speicherns und Verwaltens komplexer Daten und Erkenntnisse erlauben, die zu einer Bereicherung des menschlichen Einschätzungs- und Vorhersagevermögens führen, zu einem Ignoranz- und Risikomanagement, frei von individuellen Egoismen und Begrenzungen. Das könnte in der Finanzwelt, beim Klimamanagement und ganz allgemein bei der Risikoabschätzung von gewaltigem Interesse für den Einzelnen wie die Gesellschaft sein. Im Bereich der *Finapps* existiert bereits Vergleichbares: die Software *Aladin* des Finanzanlegers Blackrock.

Gefahren für die Evolution, die Individual- und Biosphäre sollten rascher erkennbar und simulierbar sein und damit einem rationalen Konfliktmanagement zugänglicher. Dieses System könnte sich für eine friedliche Koexistenz der diversen Systeme und für eine Vermeidung gefährlicher Entwicklungen einsetzen. Jedes Insektizid und Pestizid würde digital verfolgbar sein, so wie heute schon Betäubungsmittelverordnungen – da passt der Staat ja peinlich genau auf. Die weitere Zulassung tödlicher Pflanzendrogen, die zum Ökozid führen, duldet er hingegen aktiv.

Das *Monsanto*-Tribunal in Den Haag kommt zu der traurigen Erkenntnis, dass der Straftatbestand *Ökozid* nicht in den Gesetzbüchern steht und daher nicht strafbar ist. Aus *Bayer* und *Monsanto* wurde also quasi *Baysanto*, das größte Insektizid-, Pestizid- und Gensaatgut-Monopol aller Zeiten, mit einer Marktdurchdringung von ca. 70 Prozent. Als Kleinbauer und Bürger zahlt man also für die Vergiftung der Böden und Monopolisierung des Saatgutes. Frau Bundeskanzlerin Merkel hält das mit Rücksicht auf die Welternährungslage für notwendig, ebenso wie das Milchpreisdumping.

Dieses System wäre auch ein Antidot gegen die Mode der Resilience, jenen Trend der, statt Katastrophen zu erkennen und zu vermeiden, die Systeme so auslegt, dass sie solche aushalten (sollen). Eine zynische Form der bei technischen Bauteilen in der Luft- und Raumfahrt üblichen Redundanz.

Wer jedoch Gesichtserkennung mit Gedankenkontrolle kombiniert, der baut an einem kafkaesken Staat, in dem Individualiät, Kreativität und Unschuldsvermutung keinen Platz mehr haben.

Wir leben aktuell in einer Welt-Produktions- und Handelsgesellschaft, die viele ausgrenzt. Der Wohlstand der Gesellschaft und der wenigen rächt sich am Einzelnen und einer immer größeren Zahl Ausgegrenzter. Der letzte Hegemon, die USA, treibt eine Politik nach dem Motto *ewiger Krieg für ewigen Frieden*. H. Mühlmann wies darauf hin,[7] dass Kulturen Krieg erzeugen und sich durch Krieg organisieren. Karl Marx hat das gemeint, als er sagte: *»Der Mensch ist das Tier, das seine Existenz durch Produktion zu sichern hat.«* – Und die Produktion ufert eben aus.

Mal sehen, was die Roboter oder deren Zusammenarbeit mit dem Menschen bringen. Eine Zivilisation der Arbeitswelt und Konsumwelt, oder die Aus-

---

[7] *Die Natur der Kulturen*, Wilhelm Fink

schaltung des Menschen und der letzten Regulationsmechanismen. Denn inzwischen digitalisieren und kommerzialisieren die Algorithmen die letzten Lebensbereiche und dringen dank der CRISPR/Cas-*Technologie* in die Zellen von Pflanzen, Tieren und Menschen ein, mit der Folge, dass der Mensch, seine Organisationen und bald die künstliche Intelligenz sich der Evolution und ihrer Werkzeuge bemächtigen. Dieser Baukasten ist aber nichts für Glücksritter oder Psychopathen. Diese würden nur den glückseligen angepassten Idioten schaffen.

Eine künstliche Intelligenz, die gut programmiert ist, könnte bestenfalls Kriege vermeiden, schlimmstenfalls die Abschaffung der bisherigen Art *Mensch* beschließen.

Bewusstseinserweiterung hat nichts mit einem künstlichen Bewusstsein zu tun. Die Gesetze der Physik sind nicht die Gesetze der Biologie. Allerdings vermag eine parallele Evolution die Visualisierung von Gedanken zu leisten, Bewusstseins- und Speichertechnologien sowie postbiotische Systeme zu schaffen. Schon Plato versuchte das *Sein* vom *Werden* zu trennen und verfolgte die Idee eines Bewusstseinszustandes.

Wer weiß, was Quantencomputer noch alles leisten werden? Molekulare Rechner, die mit der Parallelität der Quantenparadoxa umgehen können, brechen in unsere Vorstellungswelten von der Wirklichkeit ein. Der hochkomplexe Tanz der Elektronen lässt sich dann berechnen, vorhersagen, und unter Umständen manipulieren. Parallelwelten und perfekte Simulationen könnten die Folge sein.

Aber Vorsicht: Atome und ihre Elektronenwolken sind Energiewesen, Träger energetischer Zustände, fähig, Informationen zu speichern. Die Wellenfunktionen kollabieren niemals, sie spalten sich endlos in parallele Wirklichkeiten.

Atome und ihre Elektronen sollten als Energiewesen aufgefasst werden. Und Zellen können teilweise als Zusammenschlüsse von Atomen und Elektronenwolken verstanden werden, die ein molekulares Gedächtnis aufweisen. Bisher funktioniert das *Quantenglühen* aber nur unter Einhaltung supraleitender Temperaturen.

Die Welt der Arbeit und der Ideen muss mit der Welt des Geldes, des Kapitals und der Natur neu versöhnt werden. Der heutige Kapitalismus schafft keine Werte mehr für möglichst viele, sondern ist vom Kreditismus über den Interventionismus zum Etatismus mutiert.

Auch das Recht schafft keinen Rechtsfrieden mehr. Hannah Arendt sprach vom Recht, Rechte zu haben, und den bösen Folgen: Durch Ausweitung der Rechtsanspruchszone entsteht als Folge der gesellschaftlich-staatlichen Rechtsetzungsmaschine ein nationales und transnationales Monstrum.

Über die Regulierungsjuristerei landen wir im totalitären Rechtsstaat: Der moderne Mensch fühlt sich als Inhaber von Rechten, insbesondere des Rechts Recht zu haben. Zusammen mit dem Staat dreht er die Spirale der Verrechtlichung.

Die Ausweitung der Rechtsanspruchszone durch den Staat und seine Bürger wird immer problematischer. So ist die Europäische Union inzwischen ein Monstrum an nationaler und transnationaler Regulierungswut. Damit verstärken sich die Gefühle der Ohnmacht, die Sehnsucht nach Übersichtlichkeit und einfachen Lösungen, direkter Aktion und demokratischer Legitimation.

Hinzu kommt die allgemeine Beschleunigung durch die maschinelle und digitale Welt. Wir leben im Zeitalter des kinetischen Expressionismus und der digitalen Diktatur. Die elektrische und digitale Verknüpfung des Augenblicks und der Fakten zerstörte den Andachts- und Denkraum und machte den modernen Menschen immer flacher ... wie die Bildschirme.

Die Metamorphose – Von der Stammesgesellschaft zur Weltgesellschaft

Ursprünglich waren menschliche Wesen Sammler und Jäger, Angriffs- und Fluchtwesen. Sie kämpften um ihre Existenz und dies tun sie bis heute: Der Mensch, ein Mangelwesen, ist der nackte Affe der Evolutionsbiologen; täglich und immer wieder aufs Neue, seit Jahrmillionen.

Von den Bäumen über die Savannen machte er sich auf, von den ersten Stämmen, bis zum heutigen Tage, da in Zeiten der Ausgrenzung und Entzivilisierung das Fremde Angst auslöst und böse Erinnerungen. Die Geschichte der Überfälle und Kriege ist tief im kollektiven Bewusstsein der Menschen und Völker verankert. Geschichte als Ergebnis von Klima, Erfindungen, Wanderungen, Assimilierungen, Vertreibungen, Genoziden.

Kurze Wellen der Aggression und Entzivilisierung wurden und werden von langsamen Wellen der Zivilisation abgelöst. Die Zivilisation aber ist im Zeitalter der Ausgrenzung Hunderttausender oder gar Millionen und der Automatisierung der Wirtschaft und der Kriegführung durchaus brüchig.

Mit der Emanzipation des Individuums von der Gruppe oder Familie begegnet der Mensch sich zunächst schutzlos selbst. Es kann zur Paarbildung kommen. Die Mechanismen dazu sind komplex. Die Menschen der Paarbeziehung können sich stützen und korrigieren. Dies erlaubt die Rechtfertigung des Menschen auf dem Wege von der Sexualität über die Erotik zur Liebe.

Vom Tribalismus zur Postmoderne

Die Sammler kannten schon den Austausch von Waren, also die Urform des Handelns. Sie definierten Werte, die ihnen wichtig waren, die sie für ein Überleben oder ein gutes Leben benötigten. Daraus entwickelte sich später über Münzen das Geld, dessen Werterhalt bis heute Probleme macht, ja sogar Kriege entfacht. Sein Überfluss ist ebenso schädlich wie sein Mangel. Zurzeit wird in Europa auf dem Höhepunkt einer beispiellosen Schuldenkrise allen Ernstes über eine Abschaffung des Bargeldes nachgedacht. Geld oder nicht Geld, das ist hier die Frage. Geld ist immer mit Macht und Ohnmacht verbunden – und Macht, erst recht digitale Macht, ist geradezu die Erlaubnis Geld zu drucken, das wird auch immer so bleiben. Wer es zerstört, zerstört nicht nur Werte oder Kaufkraft, sondern auch Vertrauen. Aber Geld soll nun digital werden, Bargeld abgeschafft. Schäuble meint, eine 500-Euro-Note sei zu kriminell. Das haben ihm die Finanzrichter gesagt und der IWF, die jahrelang den Cum-Ex-Geschäften zuschauten.

Zurück zu den Sammlern. Sie kannten auch den Kampf gegen wilde Tier, andere Stämme und Gruppen. Zunächst mit den bloßen Händen, dann mit Steinen und anderen Waffen. Es gab Mitbewohner auf der Erde wie Wölfe, Pferde, das Mammut, die urtümliche Ziege, das urtümliche Schaf und die Jäger lernten, dass sie besonderes Jagdglück erlangen konnten, wenn sie den Herden folgten. Diese Annäherung führte später zur Domestizierung des Pferdes – das Pferd wurde über Jahrtausende zum Partner des Menschen.

Mit den Frauen war das anders. Diese wurden zunächst als Fruchtbarkeitsgöttinnen verehrt, ihnen wurden Altäre und Tempel gebaut. Sie testeten als Amazonen das Leben ohne Männer. Die Männer erfanden nach Jahrtausenden des partnerschaftlichen Zusammenlebens dann das Patriarchat, das parallel zur Entwicklung monotheistischer Gottesvorstellungen die Partnerschaft seit Jahrtausenden stört. Bis heute stehen Matriarchat und Patriarchat in einem gewissen Wettstreit, wird Frauen die feminine Urmacht geneidet.

Das Humane ist eine normative Konvention, instrumentalisierbar zum Zwecke der Ausgrenzung und Diskriminierung. Zu dieser kommt es seit Jahrtausenden aus verschiedenen Gründen.

In Zeiten der hohen Bevölkerungsdichte und der arbeitsteiligen Fertigung sind es andere Mechanismen als vor 10.000 Jahren im Delta der Donau oder im Zweistromland zwischen Euphrat und Tigris oder in den Steppen um das Schwarze Meer. Aktuell besitzen in Deutschland 10 Prozent der Bevölkerung 50 Prozent des Wohlstandes bzw. Reichtums. In den USA haben 10 Prozent der Bevölkerung Zugriff auf 80 Prozent des Bruttosozialprodukts – der Rest lebt von Werkverträgen, Leiharbeit, Minijobs.

Viel zu viele Banken spekulieren mit dem von Draghi & Co oder von Hedgefonds zur Verfügung gestellten Geldern weiterhin wie am Roulettetisch oder mithilfe von Algorithmen, die die Kapitalströme steuern. *Bankster* machen den ehrlichen Bankern und Bürgern das Leben schwer bis unmöglich. Die Eigenkapitaldecke der Menschen und Unternehmen wird geplündert. Der kannibalistische Turbokapitalismus lenkt dabei davon ab, dass der nützliche Kapitalismus, der im Sinne des *königlichen Kaufmanns* einen gegenseitigen Nutzen stiftet, auf dem Sterbebett liegt. Sinkende

Wachstumsraten bei gesättigten Märkten, wachsende Ungleichheit bei nachlassender Kaufkraft und steigende private wie öffentliche Schulden führen zur Zerstörung des Geldes durch die Finanzmärkte.[8]

Nun kommen als Folge der politischen, ökonomischen und klimatischen Verwüstung vieler Weltregionen, die um ihre Zukunft und Existenz-Sicherheit gebrachten Menschen als Armutsnomaden zu uns und lösen zurecht Ängste aus bei jenen, die es selbst kaum noch schaffen, und bei den Turbokapitalisten, denen es nicht um den freien Austausch von Menschen und Ideen geht, sondern nur um den von Waren. Diese Armutsnomaden stören die von langer Hand geplante Entmachtung nationaler Rechtsstaatlichkeit durch das sogenannte *Freihandelsabkommen TTIP*. Konzerne können mithilfe ihrer Schergen, den juristischen Spezial-Kanzleien, jeden Gesetzgeber verklagen, wenn eine Investition, feindliche Übernahme oder Privatisierung nicht möglich ist. Dass die Folgekosten nicht der Staat, sondern die Bürger zu zahlen haben und diese sich bald fast gar nichts mehr leisten können, da sie um ihre Kaufkraft gebracht worden sind, muss sich erst noch herumsprechen. Die Ge-

---

[8] *Die Zerstörung des Geldes durch die Finanzmärkte*, Kübler, U., tredition

richtshöfe, vor denen diese Fälle *verhandelt* werden, sind ein Kapitel für sich.

Die entscheidungsanbahnenden Beraterhonorare für Staatssekretäre, Richter, Staatsanwälte und Minister laufen nicht über die Konten der Bezirkssparkassen oder ordentlicher Banken. Warum wohl existieren Offshore-Oasen und warum werden diese nicht aufgelöst? Warum zahlt in Griechenland der Maronen-Verkäufer Steuern, nicht aber der Reeder? Und da wagt es der derzeitige Chef der *Deutschen Bank*, deren Aufseher von einer Manipulation des *Libors* gewusst haben soll, das Ende des Bargeldes zu verlangen oder besser gesagt anzukündigen. Es ist dies ja schon so gut wie beschlossen.

Wenn dies zu einem arbeitslosen Grundeinkommen, also zu einer Partizipation am Welt-Brutto-Sozialprodukt für alle Menschen ab Geburt führt, bin ich einverstanden. Das könnte man jedem Bürger regelmäßig auf sein Handy als Zahlungsmittel für die Grundbedürfnisse laden. Das sollte der Weltgesellschaft möglich und ihre Sicherheit wert sein. Es ist technisch machbar, wesentlich preiswerter als jede Bankenrettung und es schafft Mehrwert. (Bei der Bankenrettung ist das Gegenteil der Fall. Das ist nur Konkursverschleppung und die Schaffung wirtschaftlicher Zombies, also

Untoter, die nur die Märkte vergiften.) Vielleicht würde das den Migrationsdruck reduzieren. Im Gegenzug sollte man das Ende der Offshore-Oasen verlangen.

Warum jagt der Fiskus eigentlich nur Steuersünder in der Schweiz, nicht in London, nicht auf den Cayman-Inseln, nicht auf den Bahamas, nicht auf den Bermudas, nicht in Delaware? Wer über die Abschaffung von Bargeld nachdenkt, sollte auch dazu in der Lage sein.

Die postsäkulare Wende

»Wir alle sind Geiseln. Wir alle sind Terroristen«, schrieb Jean Baudrillard in *Die fatalen Strategien*[9] Die Konstellation von *Sklave* und *Proletarier* ist am Ende. Heute gibt es die Konstellation der *Geisel* und des *Terroristen*.

Wenn der Sex beim Sex bleibt, wenn das Soziale beim Sozialen bleibt und nirgendwo anders, dann gibt es keine Obszönität. Aber heute breitet sich das Soziale, wie auch die Sexualität, nach überall hin aus. Viele Dinge sind deshalb obszön, weil sie

---

[9] *Die fatalen Strategien*, Baudrillard, Jean, Matthes & Seitz

zu viel Bedeutung haben und zu viel Raum einnehmen. Das Gesetz hat seinen Platz dem Spiel und der Spielregel geräumt.

Heute wird sogar die Theoriebildung Algorithmen überlassen. Die Dialektik von Annahmen und experimentellen Fakten wird ausgeblendet oder vermieden: Induktion und Deduktion sind alte Hüte. Gigantische Datenwolken werden durchforstet, um Korrelationen herzustellen. Maschinelle Faschismen entstehen. Das Brausen hinter der städtischen Fassade wird lauter: Totalitarismus ist die Negierung der Humanität des anderen.

Die Nomadisierung Europas und der Welt ruft Widersprüche hervor: Nationalisten, Xenophobie, Rassismen. Der Tod des Menschen und die Dekonstruktion der Frau.

Sie wollen das Betriebssystem der Zelle und des Menschen erobern, in es eindringen und es besitzen. Erst wird es gelesen, dann umgeschrieben, dann neu geschrieben. Auf jeden Fall wird es manipuliert und verändert. Nach der neolithischen Revolution kommt nun die digitale: Die enorme Kapazität der rechnenden Halbleiter hat in Kombination mit ebenso enormen Speicherkapazitäten Revolutionäres vollbracht: Gleichungen, für deren Lösung Einstein ein Team von Mathematikern unterhielt und wofür diese Spezialisten Wochen benötigten, werden in Minuten gelöst, die Bahndaten von Raketen verfolgt, Wetter und Klima simuliert. Impulse aus Magnet-Resonanz-Tomografen werden in Sekunden zu Bildern des Inneren des menschlichen Köpers zusammengesetzt. Spracherkennungssysteme setzen die Algorithmen des gesprochenen Wortes in Schriftzeichen um und können diese übersetzten. Roboter ergänzen und ersetzen oder kommunizieren mit dem Menschen, lernen von ihm und ersetzen ihn dann.

Die Digitalisierung der Daten und Algorithmen ermöglichen jedoch nicht nur eine beschleunigte Wertschöpfung und im Bereich des Finanzwesens die scheinbare Beherrschung von Derivaten, sondern auch die Ausgrenzung solcher, die nicht über diese Daten und Technologien verfügen. Diesen soll bald auch noch das Bargeld genommen werden, um sie bei Wohlverhalten mit digitalen Almosen abzuspeisen. Vielleicht wird deshalb an einer Art von Bevölkerungsaustausch gearbeitet.

Es entsteht neben neue Reichtum also auch neue Not und neue Armut. Und in diesen Zeiten denkt der deutsche Finanzminister, beglückt von Negativzinsen, die ihm bei der Beherrschung des Staatsdefizites helfen, zur angeblichen Sicherheit (wessen, bitte) auch schon einmal über die Abschaffung oder Begrenzung des Bargeldes nach. Er bringt somit eine Art von Falschgeld in Umlauf, wundert sich dann aber scheinheilig über die Zunahme der Schwarzarbeit. Wenn es ihm an steuerlichen Einnahmen fehlt, sollte er sich doch einmal für die in Offshore-Oasen geparkten gigantischen Summen interessieren. Die würden ihn wieder liquide machen. Bei der Suche würde ihm die NSA sicher gerne helfen.

Der Algorithmus oder die Software gegen Not, Ausgrenzung und Armut wurde noch nicht erfunden, auch noch keiner gegen den Klimawandel.

Während früher Opfertiere die erste Maßeinheit für Vermögen waren und dann später die ersten Münzen in Form von Edelmetallen erfunden wurden, sprechen wir heute von der Abschaffung des Geldes. Das Geld verliert seine Rolle als Tauschmittel und Geldspeicher. Dagobert Duck soll mit Selbstmord gedroht haben. Geld konnte man zu Onkel Dagoberts Zeiten tragen, horten, umlaufen lassen, es war fair und universell. Bits und Bytes müssen das erst noch beweisen. Vielleicht werden sie ebenso überbewertet wie die Gene. Vielleicht ist all das nur eine neue Maßeinheit für den Wahnsinn einiger Börsianer, oder ist der mit 860 Milliarden Dollar ermittelte Wert von *Googles* Mutterkonzern *Alphabet* nur ein Rechenfehler? Kaum. Es sieht vielmehr so aus, als schüfen sich *Silicon Valley* und die *Wall Street* soeben in einer scheinheiligen und unkontrollierten Allianz ihr eigenes Geld.

Vielleicht ist es Falschgeld, aber derzeit revolutioniert und verändert es die reale Welt in atemberaubendem Tempo. Die Grenzen zwischen digitaler und realer Wirtschaft verschwinden ebenso wie die zwischen der digitalen und realen Welt. Virtualität und Realität verschmelzen miteinander. Die Leistungsfähigkeit der Algorithmen für künstliche Intelligenz wird uns dann die letzten Reste der Privatheit genommen haben, wenn das Denken und Fühlen sichtbar geworden ist.

Zusammen mit der Hybridisierung von Zellen entstehen posthumane Verhältnisse, die für den Einzelnen und die Steinzeitdemokratien nicht mehr beherrschbar sind. Diese Systeme benötigen die Vorstellung einer Seele oder eines *Selbst* nicht mehr, sie sind die Auslöschung dieser.

Wir geben in immer mehr Bereichen ohne Transparenz und ohne ausreichendes Bewusstsein für die möglicherweise irreversiblen Folgen Autonomie an Maschinen ab: auf den Finanzmärkten, im militärischen Bereich, bei der Überwachung realer und virtueller Räume, Systeme und Verfahren. Gleichzeitig nimmt die Hilflosigkeit, Ausgrenzung und Rechtlosigkeit des Einzelnen, ganzer Gruppen und

Staaten zu. Die Systeme werden immer schlauer und immer unverzichtbarer. Sie könnten zu der Überzeugung gelangen, dass der Mensch oder bestimmte Menschen Störfaktoren seien. Einer Eliminierung mit von künstlicher Intelligenz gesteuerten Drohnen steht dann nichts entgegen. Schon heute lässt der Oberkommandierende der USA in Afghanistan oder Pakistan RFID-Chips (die Drohnen ins Ziel führen) an die Hütten jener Menschen kleben, die eine Gefahr für die Zivilisation des Westens darstellen sollen. Derjenige Präsident der USA, der jeden Tötungsbefehl dieser Art angeblich persönlich unterzeichnet und auf diese Weise wenigstens 3000 Menschen ermorden ließ, erinnerte sich offensichtlich nicht an den amerikanischen Bürger William Blake, der einst sagte: *»Alles Lebendige ist heilig.«* Im Gegenteil, er war der Ansicht, dass *er gut im Töten sei.* Ja, da steht er ganz in der Tradition der Mächtigen, die es für ein Attribut der Macht halten, Leben geben und Leben nehmen zu dürfen. Darin unterscheidet er sich nicht von den mordenden und vergewaltigenden Diktatoren des schwarzen Kontinents, nicht von den anderen Erfindern des Totalitären: Hitler, Mussolini, Stalin, Mao. Sie alle betrieben Nekro- und Biopolitik.

Welch eine Zivilisation ist das, die nicht mehr persönlich tötet, sondern Maschinen töten lässt? Das ist der Einstieg in eine Nekropolitik, die, ergänzt um eine ebenfalls von Algorithmen gesteuerte Biopolitik, zu einer Diktatur der Systeme führen wird. Die überflüssigen Menschen lässt man dann wie einst die Indianer in Reservaten aussterben, umweltgerecht recycelt. Himmler benötigte dazu in Auschwitz noch Krematorien.

Die Sache könnte aber auch gut ausgehen, wenn es gelingt, den Maschinen die besten Teile einer gewissen Ethik einzubauen, bevor wir oder die Systeme den Verstand verlieren. Oder wenn es gelingt, Dummheit, Verblendung, Irrtum, Größenwahn und Gier auszuschalten, Eigenschaften, die fraglos immer wieder bei Menschen, Gruppen und Systemen auftreten.

Es könnte sein, dass wir in den nächsten Jahren erkennen, dass wir die Kontrolle über globale Krisen wie die Migration und die Klimafolgen verlieren oder verloren haben. Das scheint ja schon in diesen Tagen zu sein, da die Menschenrechte und die Diplomatie nur noch virtuelle aber keine realen Größen mehr sind und Politik alternativlos oder gar nicht mehr stattfindet. Dann könnte ein politischer Algorithmus hilfreich sein, der menschliche Schwächen vermeidet: Wir Menschen sind das erste Tier, das um seine Sterblichkeit weiß. Unsere monotheistischen patriarchalischen Religionen

leiden aufgrund ihrer Verleugnung der Sterblichkeit an einem systemimmanenten Konstruktions-
fehler, der immer wieder zu Ausrottungsfeldzügen
führt (siehe beispielsweise der Kampf von Sunni-
ten gegen Schiiten oder die Feldzüge gegen den
Islam oder des radikalen Islams gegen die Ungläu-
bigen). Es könnte daher von Vorteil sein, über Systeme der Intelligenz zu verfügen, die keine Angst
vor dem Tode, vor Macht- oder Vermögensverlust
haben und nicht unter kognitiven Verzerrungen
leiden. Verbunden mit einer einsichtigen und effi-
zienten Exekutivfunktion hätte dieses System
einen gewissen Charme.

Lokale Hirnprothesen gibt es ja schon und seit
Jahrtausenden bauen wir Krücken, Beinprothesen,
Fahrstühle, Rollstühle, Autos, Roboter, Kampfro-
boter etc. Doch wahrscheinlich werden wir dem
Wettrüsten der Geheimdienste und Rüstungskon-
zern erliegen, die bestimmen dann die Ethik nach
dem Nutzen. Das tun sie ja jetzt schon: Nehmen
Sie den NSA-Skandal: Die Amerikaner haben uns
und unsere Regierung längst unterworfen. Fast
jeder Rechner auf der Welt ist ein offenes Scheu-
nentor. Jeder kann erpresst, manipuliert und kon-
taminiert werden. Die Bundeskanzlerin meint, dass
sich das nicht gehört, aber sie und ihre Minister
lassen es geschehen, wahrscheinlich weil sie er-

presst werden oder es im Sinne des Machterhalts für richtig halten. Der Deutsche Richterbund erkennt darin kein Unrecht, nur Horst Seehofer. Verfassungsrichter, die dagegen aufbegehren, werden vom Finanzminister (!) persönlich gemaßregelt. Plötzlich soll er sich dann an die gebotene richterliche Zurückhaltung erinnern, d. h. der Politik dienen und nicht dem Recht.

Und so dreht sich die Spirale des Schlimmeren. Was künstlich geschaffen wird, wird künstlich beendet werden.

Selbstverbrennung durch Algorithmen

Inzwischen werden die Gefahren ja noch größer: Der Mensch will sich ja nicht länger auf die natürliche Evolution verlassen, sondern versucht, sich gentechnisch weiterzuentwickeln. Da jedoch unsere Eigenschaften von Hunderten von Genen gesteuert werden, können und werden zu forsche Eingriffe fatale Folgen haben.

Dennoch wird wohl das Projekt *Menschenverbesserung* früher oder später in Angriff genommen werden. Die Frage ist nicht ob, sondern wann. Der Mensch wird sich dadurch sehr wahrscheinlich selbst ausrotten, auf jeden Fall wird die bisherige Individualität enden. Hierzu hat er sich seine eigenen Zellen vorgenommen, in dem Wahn, unsterblich zu werden.

Die Stammzelle ist die Zelle, in der das Leben beginnt. Jene Zelle, die aus der Vereinigung einer mütterlichen Eizelle mit den Erbsubstanzen des väterlichen Samenfadens entsteht. Daraus resultiert das Wachstum des Embryos mit allen embryonalen Merkmalen: unbegrenzte Selbsterneuerung – unbegrenztes Zellteilungspotenzial.

Während der Zellteilung verändert die embryonale Stammzelle bedarfsgerecht ihren Charakter und verwandelt sich in andere Zelltypen wie Haut, Herz, Nerven, Knochen ... solange, bis die korrekte Form der Gewebe und Organe erreicht ist.

Jede Zelle, jedes Gewebe, jedes Organ funktioniert schon während seiner Entstehung. Zellen sind Energiewesen, flüssigkristalline Materialisierungen eines morphischen Feldes. Nur das Erscheinungsbild ändert sich während der Entwicklung, nicht das Wesen. *Die Form ist uns ein Geheimnis, weil sie Ausdruck von geheimnisvollen Kräften ist. Nur durch sie ahnen wir die geheimen Kräfte, den unsichtbaren Gott*, so August Macke 1914 in *Die Masken*.

Die Geburt kann als Verlust der Ursphäre aufgefasst werden. Alle Sphären leben auf ihr Zerplatzen zu, wie der Philosoph P. Sloterdijk erkannte. *Mit der Geburt wird das Form gewordene Leben an die Küste härterer Tatsachen gespült*, formuliert er.[10] Aufgrund der *Beschädigung der Mütter* ist die Geburt heute für Mutter und Kind oft ein Trauma. Durch erst teilweise verstandene Einflüsse der Umwelt, des Verhaltens und der Technozivilisation auf die Epigenomik der Mutter und des Embryos, haben sich die hydraulischen, anatomischen und zellulären Umstände verschoben, die früher eine relativ glückliche Geburt ohne zu große Gefahren erlaubten. Heute nehmen die Inkompatibilitäten zwischen Mutter und Kind oft schon vor der Geburt so zu, dass die Mutter oder der Embryo einander zum Feind werden und somit die Entbindung der Mutter durch den sogenannten *Kaiserschnitt* erfolgen muss, was de facto für Mutter und Kind keine Geburt ist, sondern im wahrsten Sinne des Wortes eine *Entbindung*. Es fehlt die aktiv veranlasste und embryonal-maternal autonom eingeleitete und so empfundene *Enthüllung*. Vielmehr ist es ein in Narkose durchgeführter technokratischer Akt, der Mutter und Kind den Durchgang durch den Geburtskanal in die Außenwelt stiehlt –

---

[10] *Sphären I*, Sloterdijk, Paul, Suhrkamp

mit nicht unerheblichen endokrinen, psychologischen und epigenetischen Folgen für Mutter und Kind. Die epigenetisch bedeutsame Methylierung ist nach einer Sectio bei Mutter und Kind deutlich verändert und *normalisiert* sich nach einer Mitteilung von Prof. Stähler *erst Wochen nach der Geburt*. Es handelt sich um einen so nicht von der Natur vorgesehenen Milieuwechsel. Wenn man Kinder und Mütter nach einem Kaiserschnitt beobachtet, vermittelten sie in den Stunden und Tagen danach den Eindruck, als seien sie ebenso erschreckt wie überrascht und wären dankbar, die Schwangerschaft widerrufen zu können. Für die Telomere, auch der Mutter, und das prolactinerge und dopaminerge System ist das ein Desaster: Die Sphären bleiben ständig von ihrer unvermeidlichen Instabilität beunruhigt. Sie streben auch ohnehin nach Vereinigung mit anderen Sphären, die sich dann gegenseitig enthalten und ausgrenzen. Die politische Sphäre ist das Ergebnis von Gruppenwahn und Ausgrenzung und taumelt daher von einem Faschismus in den nächsten.

Der Anblick des Schönen löst einen Erinnerungsschock aus und Begehren. Der Ergänzungszauber beginnt zu wirken: Verführen und verführt werden. Ein Lust-Ich wird erkannt von einem anderen, es fühlt sich angesprochen, bestätigt und begehrt –

geistig, seelisch oder körperlich. Lust ist sexuelle Energie auf der Suche nach einem Ziel. Es genügt zur Verführung von der Energie fremder Lust gestreift zu werden; diese wirkt wie ein Kompliment, das entweder angenommen wird oder nicht.

Das Spiel der Verführung hat begonnen. Eine Eroberung schafft eine neue erotische Realität, weshalb dauerhafte Monogamie eine Illusion ist. Frei zitiert nach U. Clement, dem bekannten Paartherapeuten: *Das AMEFI-Prinzip versagt. AMEFI* ist ein Kunstwort, entstanden aus den Anfangs-Buchstaben der Sentenz *Alles Mit Einem Für Immer.* Es kommt immer wieder zur Trennungskatastrophe und dann wieder zum Streben nach Wiederherstellung. Oder wie der Philosoph Heidegger sagte: *»Im Dasein liegt eine wesenhafte Tendenz auf Nähe.«* (Heidegger in *Die Lehre vom existenziellen Ort*). Nachdem er seine Geliebte Hannah Arendt erst erkannt und dann fast zu Tode ignoriert hatte, um seine bürgerliche Reputation zu erhalten, schrieb sie ihm Jahre später in der für sie typischen Noblesse: *Ich bin dir treu und untreu gewesen – und beides in Liebe.*

Es gibt Lebewesen, die finden beim Sexualakt den Tod. Vielleicht brachte dies S. Freud auf die Idee, Liebe und Tod in Beziehung zu setzen: der Tod als Entgrenzung und Freisetzung.

Doch davor stehen das Leben und das Erkennen: Anblicke, Einblicke, Pheromone.

Von der Hegemonie zur digitalen Anarchie

Es kann daher vor einer Umkonstruktion, Verbesserung oder Dekonstruktion der Zelle(n) nur gewarnt werden. Wir müssen uns aus dem *Gestell der Technologien* befreien (frei zitiert nach Heidegger) und an das Schicksal Kassandras erinnern: Kassandra, die Tochter des trojanischen Königs Priamos wurde von Apollo begehrt. Um sie zu verführen, schenkt er ihr die Gabe des Sehens. Da sie sich nicht verführen ließ, geriet Apollo in Zorn, konnte aber die ihr geschenkte Fähigkeit des Sehens und Erkennens nicht rückgängig machen, nur etwas hinzufügen: Und so pflanzte er in die Menschen die Unfähigkeit zu vertrauen und sich zu beschränken. Damit nahm er Kassandras Sehergabe die Kraft. Kassandra warnte die Menschen vor der Gefahr, die von ihrem Bruder Paris ausging, sie durchschaute die Listen des Odysseus und sah auch den Tod Agamemnons voraus, aber all dies wurde verkannt, man schenkte ihr keinen Glauben. Nach dem Fall Trojas wurde sie von Ajax vergewaltigt und als Sklavin nach Mykene verschleppt, wo sie dann erschlagen wurde.

Es gilt also, das Verhältnis von Liebe, Lust und Macht und den Umgang mit der Fortpflanzung und den Zellen neu zu definieren, die Hemmungs- und Erregungszustände anders zu regulieren. Dabei gilt es neben den Neuronen die Gliazellen des Gehirns besser zu verstehen und zu behandeln. Wir benötigen sozusagen eine Theorie und Praxis der *Glionen*[11].

In der Evolution ist die Fähigkeit zur Transition, zum Übergang angelegt. Der Mensch als Schöpfergott seiner selbst ist, gebunden an Raum und Zeit, nicht als Bewältiger der Ewigkeit geeignet. Es gehören Mut und Selbstdisziplin dazu, der Industrialisierung des Lebens Grenzen zu setzen. Die Ermächtigung des Menschen zum Mitgestalter der Evolution, nicht zum Usurpator, bedeutet jedoch nicht dessen Eintritt in eine Puppenstube, sondern die Auferlegung der schwersten Bürde: Der Mensch ist wieder allein in seinem individuellen embryonalen Gehäuse und strebt nach Überwindung der Einsamkeit, der Endlichkeit, der Ängste und der Schmerzen.

---

[11] *Cellular diagnostics and molecular therapy of diseases and function disorders of the brai*n, Kübler, U., Schnepel, J., Brain Tumor Berlin 2015

Aus dieser Verantwortung weht der kalte Wind der Sterblichkeit angesichts der Unendlichkeit. Der Mensch muss sich befreien vom Diktat der Genetik und um eine neue *Conditio techno-humana* ringen. Der Weg ist gefährlich: Unter dem Druck, sich selbst zu entgrenzen und ökonomisch nützlich zu handeln, erzeugen auf die Zelle gerichtete Technologien das Risiko, dass der Mensch nichts mehr weiter ist als eine technisch erzeugte Wirkung. Die Seele als ein gestaltbildendes Feld, das materielle Körper organisieren kann, wird abgeschaltet: Darin besteht das Schicksal, das uns am Ende aller Befreiungen und Verführungen in der molekularen Hölle, die wir den Zellen bereiten, erwartet.

Wenn der Akt der Schaffung des Lebens nicht mehr aus dem Koitus heraus erfolgt, wenn das Ovum und das Spermium nicht mehr personal gebunden sind, entsteht eine neue Topografie, vollzieht sich die Implosion des Realen.

Zellen sind keine Mannequins der Macht oder der Mächtigen, sondern unabhängige Träger des Lebens, gegenwärtige Mittler zwischen Vergangenheit und Zukunft. Wer sie dekonstruiert, umkonstruiert, instrumentalisiert, vergrößert oder verkleinert, digitalisiert, vereinzelt oder vermischt, stürzt in Abgründe; eine künstliche Auferstehung wird es nicht geben, nur die Referenzlosigkeit der Bilder.

Nach der Dekonstruktion des Realen und der Konstruktion des Sozialen durch die Industrialisierung der Zelle, tritt das Ende der Geschichte ein. Heidegger würde sagen: »*Das Leben im Schein als Ziel und die Technik als Gestell und der Mensch im Gestell.*« Jaspers fand heraus: »*Die Realität in der Welt hat ein verschwindendes Dasein zwischen Gott und Existenz.*«

Die Naturwissenschaften sind außerstande, die Folgen und Ziele ihres Tuns zu kontrollieren. Durch die Dekonstruktion der Zelle und damit des Daseins sind wir in ein neues Zeitalter eingetreten. Eros und Thanatos streiten um die Zelle. Welche Kräfte wirken dabei auf die Zelle ein? Es sind Gravitationsfelder, elektromagnetische Felder, Quantenfelder und gestaltbildende Felder.

Faraday kam bei der Erforschung des Magnetismus zu der Erkenntnis, dass von einem Magneten Feldlinien ausgehen. Niemand kann sie sehen, aber sie sind real. Sie bestehen nicht aus Materie. Welcher Art also ist ihre Realität? Sind sie Zustände eines immateriellen Mediums oder des Raumes? Faraday nahm das Letztere an. Er nahm an, dass Materie-Teilchen Schnittpunkte sich überschneidender Kraftlinien sind. Er nahm an, dass Kräfte die einzige physikalische Substanz sind. Er ging weiter davon aus, dass der ganze Raum von dieser Substanz ausgefüllt ist und jedem Punkt des Kraftfeldes eine bestimmte Menge an Kraft zugeordnet ist. Alle Punkte stehen miteinander in Wechselwirkung, sodass Schwingungsmuster entstehen.

Für Einstein war das überflüssig. Es passte nicht in seine Theorie. Nach seiner speziellen Relativitätstheorie durchzieht das elektromagnetische Feld den leeren Raum und das Feld besitzt keinerlei mechanische Basis. Es kann jedoch in Wechselwirkung mit der Materie treten. In seiner allgemeinen Relativitätstheorie dehnte Einstein den Feldbegriff auf Gravitationsphänomene aus. Es gelang ihm jedoch nicht, eine einheitliche Feldtheorie zu formulieren.

Die Quantentheorie erlaubte dann einen Quantensprung: Auf ihrer Basis entstand die Theorie des Quanten-Materie-Feldes. Die Quanten-Materie-Felder sind von anderer Art als elektromagnetische Felder, doch ebenso real. Es gibt ebenso viele Materiefelder wie Teilchen. Die Materiefelder können mit den elektromagnetischen Feldern in Wechselwirkung treten. Die Felder sind Zustände des Raumes und dieser ist nicht leer, sondern voller Energie. Auf der Suche nach einer letzten Theorie stehen die Physiker inzwischen vor dem Nichts.

Ein wesentliches Merkmal gestaltbildender Felder ist ihre unscharfe Begrenzung, sie stellen Wahrscheinlichkeitsstrukturen dar. Das gestaltbildende Feld eines Organismus stabilisiert seine Teile oder das Ganze und begünstigt die Entwicklung symmetrischer Strukturen. Schönheit ist eine solche Symmetrie. Das Erkennen der Schönheit löst einen Symmetrie-Impuls aus. Es war eine Frau, die Mathematikerin Emmy Nöther, die das nach ihr benannte Theorem entdeckte, das überall – in jeder Sphäre – gilt: *Jeder Symmetrie-Transformation entspricht eine bestimmte physikalische Erhaltungsgröße: der zeitlichen Transformation die Energie, der räumlichen Transformation der Impuls, der Drehung der Drehimpuls* und ich setze hinzu: dem Erkennen der Schönheit der erotische Impuls. – Erotische Impulse schaffen neue Realitäten oder erweitern die Realität.

Bei Proteinen wird die Struktur nicht nur durch die Abfolge der Aminosäuren, sondern auch durch die gestaltbildenden Felder bestimmt. Wir können somit die gestaltbildende Resonanz als Korrespondenz zwischen der aktuellen Eigenschwingung eines Organismus und dem Muster vergangener Organismen sehen, stabilisiert durch Raum und Zeit. Diese sind also keine Gegner, sondern Partner.
Gebunden an Raum und Zeit reist das Leben durch die Ewigkeit.

Kann und sollte Biotechnologie kontrolliert werden?

Ist es etwa kein Todestrieb, der geschlechtliche Wesen zu einer ungeschlechtlichen Reproduktion antreibt? Keine Mutter mehr, kein Vater mehr, nur noch Matrix – das ist das Ende des Körpers und seiner Seele.

Wenn jede Zelle des ursprünglichen Körpers, der aus der Tiefe der Zeiten kommt, zu einer klonbaren embryonalen Prothese wird, dann ist das nicht nur das Ende des Körpers, sondern das Ende der Geschichte, die Abschaffung der Zukunft. Das ursprüngliche Individuum ist dann nicht mehr, als eine krebsartige Metastase seiner Grundformel.

Wenn die individuelle Anatomie aufgelöst wird, ist sie nicht mehr das Schicksal, sondern Biopolitik. Es entstehen posthumane Zombies und von der Enucleation gelangen wir über die Deformation zur Destruktion.

Die eigentliche Bedrohung des Menschen kommt aus dem Nicht-Wesentlichen

Die Verlängerung und Expansion des Lebens ist nur um den Preis der epigenomischen Manipulation und Negation vorübergehend möglich. Die staatlichen Mächte nehmen sich wie im alten Griechenland das Recht über Leben und Tod. Agamben hat recht mit seinem Diktum: *Souverän ist, wer den Ausnahmezustand verhängen kann.*

Tatsächlich ist die Zelle der Souverän des Lebens, sie ist der lebendige Mittler zwischen Vergangenheit und Zukunft. Sie darf niemals versklavt oder manipuliert werden. Sie ist Träger der embryonalen Menschenwürde.

Da der erwachsene Mensch ein Vielzeller ist, der bei der Fortpflanzung wieder zum Einzeller wird und die Biopolitik ihn zum Hyperzeller werden lassen möchte, ist hier eine Deklaration zum Schutz der Integrität der Zelle nötig. Der Staat maßt sich eine innerhalb und außerhalb des Rechts stehende Souveränität nur an und setzt dabei die Experimente der Eugenik fort: Was künstlich geschaffen wird, kann und wird manipuliert und künstlich beendet werden. Der Mensch wird damit zum Nutztier. Müssen wir daher weg von der Zentrierung auf den Körper und seine Zelle?

Es geht darum, unsere bisherige Logik der Komplexität der Aufgaben anzupassen. Derzeit kämpft unsere Kultur gegen die Grundprobleme der Ökonomie und Ökologie und gegen die Trennung von Körper, Zelle und Geist durch technische Instrumentalisierung. Wenn das so weitergeht, wird die menschliche Struktur durch ein Konstrukt, im heideggerschen Sinne *Gestell* genannt, ersetzt.

Wir müssen Widerstand gegen die Zumutungen der Entmaterialisierung des Lebendigen, der Fortpflanzung und der Sexualität leisten. Diese Zumutung wird offensichtlich von der Gesellschaft entweder nicht erkannt oder billigend in Kauf genommen.

Furchtbares hat die Menschheit sich antun müssen und wird sie sich weiter antun: Durch Klonierung schafft der Mensch seinen eigenen Ödipus und wer gegen eine entsinnlichte Kultur protestiert, bekommt von dieser hedonistischen Gesellschaft Prügel, so wie kürzlich Frau Lewitscharoff, als sie gegen die perverse Selbstermächtigung protestierte.

Die Zelle kommt unter eine Diktatur der Algorithmen, die zu einer Zerlegung des Organischen führen wird: Wenn alles gespeichert wird und bleibt, haben Sie, lieber Leser, keine Vergangenheit mehr und keine Zukunft. Sie sind dann ein *algorithmisch konditionierbarer Untoter.*

Alles bleibt Gegenwart und es gibt keine Vergangenheit mehr, keine Zukunft. Die Algorithmen gehen ihre Wege und der Mensch lebt in einer Maschinenwelt, nicht umgekehrt. Der Mensch als Teil der Maschine – deshalb geht es um alles für alle: Freiheit oder Unfreiheit. Es gibt keine Rückkehr der Zelle, des Körpers, weil wir dabei sind, sie zu zerstören.

Die Algorithmen der digitalen Revolution/Diktatur zerstören die biologischen, anthropologischen sowie kulturellen Regulationsdispositive, die in Jahrtausenden gewachsen sind. Die Veränderungen erfolgen so rasant, dass sie von Implosionen, Explosionen und Realitätsexzessen begleitet werden: Klonierung von Stammzellen, überstürzter Einsatz von DNA- und RNA-Technik, Erzeugung von Organen. Es fehlen eigentlich nur noch Hirn- und Realitätsprothesen, um den Menschen in einen kybernetischen Automaten umzuwandeln; im Ergebnis werden die Wissenschaften und die Technik antihumane Disziplinen.

Es ist noch anzumerken, dass der Geno- und Phenotypus nicht nur des Menschen, sondern auch der Tiere und der Pflanzen heute bereits verändert wird durch die Bio-Engineering-Maßnahmen, die die Gesellschaft zunehmend für selbstverständlich und begrüßenswert hält. Stattdessen benötigten wir eine Haltung des reflektierten Widerstandes und einen Willen zum Schicksal.

Kafka wies darauf hin, dass der Mensch zwar den archimedischen Punkt gefunden habe, dass er ihn aber gegen sich selbst verwende.

Der Staat und viele Menschen weigern sich, die konkrete Situation der Spezies Mensch zur Kenntnis zu nehmen, denn hinter allem lauert das Politische und Ökonomische: nackte Gespenster ohne Konzept, umringt von Zwergen. Im Grunde begeht die Gesellschaft kollektiven Selbstmord, sie hat es bloß noch nicht gemerkt.

Was haben wir vor uns? Den eigenen Ödipus, Gespenster, untote Zombies? Aber es wird der Menschheit eingeredet, sie müsse weiter auf diesem Weg gehen, um eine Antwort auf die durch ihre originäre Krankheit ausgelösten Ängste und Leiden zu finden. So das unauflösbare Versprechen.

So bleibt zu fordern, es so zu lassen, wie es ist, oder ein Techno-Moratorium auszurufen, was garantiert nicht funktionieren wird. Wir müssen die Seele und ihr gestaltbildendes Feld wieder erkennen und respektieren.

Die Macht des Weiblichen ist die Macht zur Verführung. Die Verführung ist immer einzigartiger und sublimer als der Sex. Die Verführung ist die Beherrschung des symbolischen Universums, während die Macht lediglich die Beherrschung des realen Universums repräsentiert.

Das Weibliche ist aber nicht nur Verführung, es ist eine Herausforderung an das Männliche, das von sich glaubt, das Geschlecht schlechthin zu sein, das Sex- und Lustmonopol innezuhaben, eine Herausforderung an das Männliche, bis zum Ende seiner Vormachtstellung zu gehen. Unter dem Druck dieser Herausforderung bricht heute die Phallokratie zusammen: Aus der spontanen Sexualität wird geregeltes Begehren, geregelte Fortpflanzung, geregelte Epigenomik gemacht. Geregelt heißt leider immer auch Überwachung, Zensur, Manipulation.

Die identitätsbildende Kraft einer auf normalem Wege eintretenden Schwangerschaft geht dem Embryo und der Nachwelt verloren. Diese Selbstermächtigung ist Hybris. Es wird nur noch die äußere Gestalt des Lebens nachgeahmt: Das Ende aller Illusionen naht, das Wesentliche geht verloren, es bleiben die Hüllen: Zellmembranen, manipulierte Kerne, Mitochondrien, maternale, paternale, gemischte Mitochondrien – Untote und andere Überlebensformen.

Der Mann musste sich bisher anstrengen, lebende Objekte hervorzubringen, es bedurfte dazu der

Frau; sie spendete das Leben, dies durfte entstehen durch einen Akt der Vereinigung zweier Vielzeller zu einem neuen Einzeller, aus dem dann wieder ein Vielzeller wurde. Früher hieß es *Vielzeller, Einzeller plus Einzeller, Zweizeller, neuer Vielzeller.* Heute heißt es: *doppelter Mitochondriensatz.*[12]

Es erfolgte auf die orgiastische Vereinigung eine normale Entwicklung nach vorgeschalteter Auseinandersetzung zwischen dem paternalen und maternalen Apparat. Heute kulminiert eine mehr oder weniger günstig verlaufende Schwangerschaft in eine Art von Geburt, die mehr einem fortgesetzten Notfall ähnelt und meistens durch Kaiserschnitt beendet wird, da eine Geburt auf natürlichem Wege für den Embryo und die Mutter heutzutage nur noch selten möglich oder zumutbar ist. Früher stand die Lust oder die Illusion oder die Verführung an der Wiege, heute die Pathophysik der Algorithmen.

Die Apokalypse beginnt schon, bevor sie eintritt: der perfekte Exzess. Selbst Gott wird nicht genügend Kraft haben, dieser Sinnvernichtung zu widerstehen. Er hat vielleicht schon aufgehört zu kämpfen. Am Ende steht dann auch noch eine geregelte Epigenomik. *Geregelt* heißt leider immer wieder auch: überwacht, zensiert. Der Macht der

---

[12] *Ethik war gestern*, FAZ 08.05.2013

Natur ist nicht zu entkommen. Wer sich über sie stellt, kann nur die Zelle zerstören. Wir dürfen die Zelle und uns selbst nur in geistiger und sexueller Zwiesprache mit den Kräften der Natur verändern oder weiter entwickeln, wenn denn überhaupt.

Die Zelle ist ein ebenso offenes wie geschlossenes System (*Embryos*): Sie schützt uns, sie trägt uns, sie hat uns ermöglicht, sie verbindet die Vergangenheit mit der Zukunft, das Gewesene mit dem zukünftigen Sein. Sie ist oder sollte ein Kontinuum sein, in das nicht ohne Weiteres eingegriffen werden darf, weil sonst das Kontinuum der lebenden Zelle gefährdet werden könnte.

Die Erfindung der Individualität wäre nicht möglich gewesen ohne die Methylierung und Acetylierung des Genoms. Aminosäuren sind also notwendige Motormoleküle der Evolution. Sie helfen beim Speichern und der Weitergabe persönlicher Erfahrungen. Sie bedingen das historische Gedächtnis der Zelle.

Bei Angriffen auf genomischer Ebene, beispielsweise durch die CRISPR/Cas-Technologie ist es möglich, das Epigenom zu verändern oder zu beschädigen. Dies sei Goldgräbern des Genoms, die sich dieser Technologie bedienen wollen, ins embryonale Stammbuch geschrieben – mit der Bitte um Wahrung der embryonalen Menschenwürde.

Man kann mit dieser Technologie nicht nur adulte Zellen, sondern auch Keimbahnzellen, also embryonale Stammzellen verändern. Das reicht dann bis zur Schreckensvision der Menschenzucht, also der Optimierung von Intelligenz, Aussehen und Leistungsfähigkeit. Zunächst wird man wohl versuchen, Erbkrankheiten zu eliminieren. Dann wird man auch Schimären herstellen, also beispielsweise humanoide Schweine, um deren Organe kranken Individuen zur Verfügung zu stellen.

Diese Vorgehensweise wird durch das deutsche Embryonenschutzgesetz noch untersagt, auch durch das Dokument *Dignitas persone* der katholischen Kirche aus dem Jahre 2008, das Eingriff in die *Keimbaren* verbietet. Sollte sich jedoch diese Technik etablieren, *muss man sie ethisch integrieren, sich also dazu ethisch verhalten,* so Weihbischof Lohsinger, Mitglied der deutschen Ethik-Kommission, die sich mit solchen Fragen beschäftigt.

Falsch ist, was Herr Prof. Hacker in der *WELT* erklärt hat, dass die CRISPR/Cas-Technologie, die im Rahmen des *Genomic Editing* zum Einsatz kommt, keine mutagenen Effekte habe und erlaubte Biotechnologie sei. Selbstverständlich kann man durch Einsatz dieser Technologie Mutationen nicht nur beseitigen, sondern auch erzeugen. Die Technologie ist auch keineswegs sicher: Je intensiver sie genutzt wird, also je mehr molekulare Skalpelle in die Zelle eingebracht werden, desto mehr Fehler werden gemacht. Denn auch dieses Verfahren hat eine sogenannte *Off-Target-Aktivität*, ist also nicht absolut spezifisch.

Jede Zelle entsteht aus Sphären, die ihrerseits aus der Interaktion von Aminosäuren mit Wasser entstanden sind. Die Sphären umschließen Informationen. Kommt ein Energieträger hinzu, beispielsweise energiereiche Moleküle durch Fotosynthese entstanden, und sind morphogenetische Felder aktiv, so können sich die Moleküle an morphogenetischen Koordinaten orientieren und es kann prinzipiell jeder komplexe Organismus entstehen. Morphogenetische Koordinatoren sind keineswegs komplett bekannt, geschweige denn verstanden. Man muss annehmen, dass es sie gibt. Mehr weiß man nicht.

Man befindet sich hier also auf sehr unsicherem Terrain. Entdeckt man einen Fehler, so wird die Erfindung der Individualität und damit die Einmaligkeit des Menschen und der Wesen rückgängig gemacht. Hinzu kommt, dass jeder Mensch genetische und epigenetische Schwächen hat. Sie gehören zu ihm. Niemand hat diese auszubeuten. Weder der Staat, noch die sogenannte *personalisierte Medizin*. Sie wird sonst zur maßgeschneiderten Manipulation im Rahmen des *Genomic Editing.* Die Gesellschaft überträgt dabei dann ihre Vorstellungen vom guten und gesunden Leben auf die individuelle Zelle.

Das sind gefährliche Eingriffe in das natürliche Kontinuum, das seit Jahrmillionen existiert. Erwin Chargaff, der an der Wiege der Entdeckung der DNA-Struktur stand, sagte gegen Ende seines Lebens immer verzweifelter, man hätte den Zellkern so behandeln sollen wie die Spaltung des Atomkerns: *Die Finger davon lassen.*

Heutzutage werden Zellen über die Möglichkeiten definiert, die in ihnen stecken, und diese sind nahezu unbegrenzt. Der Mensch wird zum Mitschöpfer und es kommt zu einer Veränderung und Beschleunigung der Evolution, wobei keineswegs nur Fortschritt, sondern auch Regressionen möglich ist.

Dem Menschen ist also eine evolutionäre Macht zugewachsen, ebenso der Medizin. Dies ist die schwerstmögliche Bürde. Evolutionen zum Guten wie zum Schlechten werden möglich. Leben aus der Petrischale wird möglich, Organe auf Bestellung werden möglich.

Albert Einstein meinte, Gott würfle nicht mit dem Universum. Werden wir das mit der Zelle tun? Ich vermute, ja. Denn bisher wird die Entwicklung der Algorithmen für die künstliche Intelligenz und die digitale Identität des Menschen dem Markt, der Industrie und den Geheimdiensten überlassen. Der Staat partizipiert parasitär. Der Bürger wird vor vollendete Tatsachen gestellt.

Der Ablauf des Unvermeidlichen

Am Ende wird der Geist über den Wassern sein. Der Mensch verliert die Kontrolle an die Algorithmen. Es folgt die Algorithmisierung des Guten, Wahren und Schönen oder die Expertokratie des Notstandes.

Das Gute, Wahre, Schöne – wo ist es hin?

Was künstlich geschaffen wird, wird künstlich beendet werden. Bots und künstliche Algorithmen werden eingesetzt, eine perfekte Überwachung allemal und überall.

Eine offene Zukunft und Hoffnung ist das Wichtigste, was eine Zeit besitzen kann. Aber Geschichte lässt sich nicht vorausbestimmen: Der faustische Mensch wird zum Sklaven seiner Schöpfung und der Daten.

Wenn im Unendlichen dasselbe sich wiederholend ewig fließt, das tausendfältige Gewölbe sich kräftig ineinander schließt; strömt Lebenslust aus allen Dingen, dem kleinsten wie dem größten Stern, und alles Drängen, alles Ringen ist ewige Ruh in Gott dem Herrn, schrieb Goethe.

Wenn die Algorithmen die neuen Götter sind, was dann? *Diktatur der Algorithmen* oder *Pax technologica* (technologischer Frieden)?

Wahrscheinlich beides.

Literatur

1) *Ausnahmezustand*, Agamben, Giorgio, edition Suhrkamp

2) *Hitler als Vorläufer*, Amery, Carl, Luchterhand

3) *Die Technologiefalle*, Lem, Stanislav, Insel Verlag

4) *Chronik einer angekündigten Krise*, Schreyer, Paul, Westend

5) *Shutdown*, Knobloch, Ina, Droemer

6) Lt. Col. Robert P. Kadlec: *Twenty-First-Century Germ Warfare*, in Barry R. Schneider: *Battlefield of the Future, 21st Century Warfare Issues*, Revised Edition Sept. 1998, S. 228, 248

7) *Gute Nachrichten zu Ivermectin plus Doxycyclin*, DAZ.online, 13.07.2020

8) Zur Entwicklung genetischer Impfstoffe gegen SARS-CoV2: *Technologische Ansätze sowie klinische Risiken als Folge verkürzter Prüfungen*, Der Arzneimittelbrief, Nov. 2020

Homo sacer, Agamben, Giorgio, edition Suhrkamp

Elemente und Ursprünge totaler Herrschaft,
Arendt, Hannah, Piper

Der nervöse Staat, Berczak, Tristan, Verlag Mohr
Siebeck

ID 2020, Digitale Identität, Wikipedia

Saarländischer Rundfunk 2 Kulturmedia: *Über die
Macht von Bill Gates, den Interessenkonflikt der
WHO und 1984*

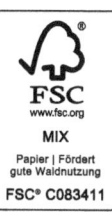

Zeitfracht Medien GmbH
Ferdinand-Jühlke-Straße 7
99095 Erfurt, Deutschland
produktsicherheit@kolibri360.de